精神医学のエッセンス

細川　清

星　和　書　店

Seiwa Shoten Publishers

2-5 Kamitakaido 1-Chome
Suginamiku Tokyo 168-0074, Japan

はじめに
――「精神神経医学」と「神経精神医学」、そして「精神医学」のこと

「精神医学」という分野について、すこしコメントをしておきたい。

最近の教科書などをみると、ほとんど精神医学となっていて、いまさらなにをと言われるかもしれないが、大学の登録講座名はなお精神神経医学と神経精神医学となっていて、神経が対等に付されている。一方、診療科のほうは、精神科、神経科とわけられていて、神経精神科といってはいけないことになっている。どうしてこうなったか。伝統的に日本の大学においては、ドイツ流の学問を継承してきて、精神病を身体に基礎をもつ神経の機能・器質性疾患と見られてきたためである。生物学的視点が優勢であった。

著者の育ちも神経精神科であり、本書の中身もそういう方向をもっている。し

たがって、本書を『神経精神医学のエッセンス』とするほうがよいかと当初思案した。しかし、私見では、神経系の障害を含んで、これを精神医学とする時代になっていると考えた。もうすこしその背景について説明したい。

履歴書を書いたり、自己紹介をするとき、自分の所属を「神経精神科」とすると、それを読むひとや、受けるひとは、一瞬やや怪訝な表情をみせ、ちょっとよくわからないといった感じになる。口中で復唱して言いにくそうである。

神経精神医学、精神神経医学はともに大学の講座の正式な呼称になっていて、代表的な精神科の学会も、以前から、日本精神神経学会といわれてきた。平成一三年で九七回になり、学会誌のほうは、一〇三巻をかぞえる。

現在、日本で医学を学べる大学の数は八二と記憶しているが、このなかで、精神神経医学を標榜しているのが半数強、やや少なく、つぎが神経精神医学であり、精神医学がもっとも少数派である。恐らく、一昔前、一〇〇年になるが、当時は全体に神経病学という呼称が多く、一九三五年になって、精神神経学会と言われるようになった。一九六〇年になって、内科系の神経病学者が精神神経学会から独立して、日本神経学会が発足してのちも、そのまま神経の文字は残り現在に至っている。

精神神経学会の名簿をざっとのぞくと、同じ教室でも各自の所属を色々に届けているようで、自分の所属の正式名称をご存知ない向きもあるようである。

さて、この精神神経の用語にあたる横文字は Neuropsychiatry である。英語圏の用語で、歴史の古いドイツでは精神病学をふくんで神経病学が優勢であったようである。

筆者の界隈に戻ると、われわれの教室では、まず絶対的に、神経精神医学であり、精神医学ではなかった。神経病を基にする精神症状がその研究・診療の骨子であった。かのグリージンガーの、精神疾患は脳の病気であるという有名な主張がわが教室のモットウとされてきた。したがってわれわれの育ちはその方向にそうものであり、いわゆる思考過程は脳機能部位の障害追求であり、病理の探求であった。

しかし、今、精神神経と言おうと神経精神と逆に言おうと、めざすは精神ではないかと思う。くどいが、これは神経ではないということではない。器質論がもつその意味も現代の分子生物学、遺伝学をふまえて、神経の粗大な病変というばかりではなく、生化学変化を伴う機能・器質の視野が必要なように思われる。

精神病理学とこころの科学も視点の角度やアプローチの方法が相違するだけで人間という存在に対していることに変わりはない。こころと脳は異なるものであり、相容れないかのごとき論争はもう結構である。こころを科学で精神と表現すれば、精神とこころの異同を論じる必要はなかろう。神経病は内科の教科書に大部の章がある。

一般社会に混乱と戸惑いをもたらす精神神経、神経精神はやめて、精神医学に統一されるよう、本書の序文に提案したい。そういう願いを各章に込めたつもりである。

目次

笑いの中枢《センター》を求めて

「笑い」がどこから起こるか。脳に発することはもとよりであるが、そのセンターはどうなっているのかを問おうとした時期を今思い起こしている。まあ、普通に脳生理学的に考えれば、感情中枢ともいうべき所に内外界から情報が入り、興奮過程が表情筋、音声などに伝えられて笑いが見られるということになるのであろう。センターはずっと奥深くリンビックなのか、それとも、比較生物学的に、人間の笑いの源は前頭葉活性をもって成立すると言わなければならないのであろうか。一部のサルを除いて、はっきり笑いとわかるのはヒトにおいてのみらしい。

かのダーウィンの著に、『人及び動物の表情について』（一八七二）というのがある。人の顔を見る商売を自認している者として、放置できないところである。

人間の笑いについては勿論、動物の喜悦、快楽などの表情の変化を、微に入り細に亙って論述してあるのには驚き、あきれ果てるほどである。この書は『種の起源』と並んで、ダーウィン先生に別の偉大な評価を与えたらしい。いわば精神生理的現象に適用された進化論の一大論証であると書いてある。

猿の腕窩をくすぐると、人間の児童のように敏感で、はっきり判るクックッ笑いや、高笑いさえ感じられるという。猩々（オラン＝ウータン）も、やはり歯を出してクックッと笑うとある。

これらは、いずれも外界の刺激によって、情動が喚起され、笑いの中枢が興奮し、表出されたと言えよう。問題は、動物に、そしてヒトに、外界に関係なく、うちなる理由によって、もしクックッとおかしくなり、笑いとなれば、それこそ真の震源地が動いたことになるのではなかろうか。

ここにこそ、てんかん性発作の焦点活動のおもしろさがあることになる。ある部位が、病的理由を含めて、いわば脳内自発的に興奮過程にいたり、笑いを生じる。これこそ笑いのセンターはかくしてここにありということになるからである。

モントリオールは、ペンフィールド先生の機能解剖学の威光いまだ衰えずの頃であった。

笑い発作自体、時にてんかんの患者さんに見られることはもうずっと古くから知られていた。

一九六七年に、笑い発作の症例を発表した時、私は制御不能な病的「笑い」が、てんかんの発作症状、またはその一部を形成することがあると書き、これはすでに前世紀末に報告されているとして論を始めている。

この興味ある笑い発作を示したのは、当時一〇歳の少年だった。正常分娩ではあったが、すこし未熟児で、定頚も遅く、歩行開始も満二歳であった。すでにその頃、母親が妙な笑いをするのを目撃している。小学二年の頃から、なにか急激に成長するのに気づかれている。多飲多食だった。なんとすでにニキビも出現、声も変わり、三年生の時には、体毛も濃くなり、四年生で腋毛、身長はクラストップとなった。これすなわち第二次性徴急速出現ということになる。ペニスも大人顔負けとなった。

そして、問題の発作は、なんら誘因らしき、客観的な兆しなく突然始まる。クックッと笑う。

あとは全身痙攣に移行する。つまり笑いが起始症状であるところに特徴があった。今思い起こしてみると、当初は、笑い発作にのみ心が奪われていて、思春期早発症のことは、偶然の重なりか、言ってみれば併発に過ぎないように思っていた。ある時ふと、若い子はよく笑うなと思い、とりわけ笑いは思春期の象徴であり、箸が転んでもおかしい年頃だから、神経ホルモン分泌の上からも、きっと視床下部あたりが笑っているに違いないと当然のことながら思うに到ったのである。そして今、目の前にあるのは、年齢不相応な、早発症に陥った児童であり、そして、不幸にも制御不能な笑い発作を背負っていた。これぞまさしくひとつの症候群を成すに違いないとひらめいた。

世にその道の先達は必ず存在するものである。一九三八年、ドットの症例がすでに彼方にあった。一九六七年、マニーとホスタが症候群として記載していた。私の発表とほぼ同じ時期だったが、後者の方はあとで気づいた。そして、勉強不足を悔やみ、英文発表をすべきだということも強く感じたのを思い出す。さて、私はその中で、次のような症候群の特徴をまとめている。

いずれの症例も、もとより小児例で、男に多い。知能低下を指摘されている者多し。早発症は五~六歳から始まり、声変わり・恥毛・ノド仏の突出・陰茎肥大・大人びた顔貌などである。てんかん発症の方が早い。日常、精神的に落ち着き悪く、興奮しやすい。「笑い発作」はクックッとおかしくてたまらない風が表情からうかがわれる。

そしてである。なんとこの種の更なる追求は、視床下部後部に腫瘍、とりわけハマルトーマが見出されるのである。本当に近々になってもこのことは報告され続けている。私の症例は当時そこまでの追求はできなかった。

一九九三年のNeurologyは、メイヨークリニックと、マギル大学からの症例によって、さらに詳細に論じ、私と同じような特徴を述べている。

少し、論文めいてきた。ここで懐古談らしく、もう少し、核心についてわかりやすくその思いを述べることにしよう。

さて、それでは本人は本当におかしいと感じているのであろうか。たしかに、私の症例ではおかしくてたまらない表情を実際に見た。残念ながら、わが愛するその子供は、私の執拗な質問には、結局答えられなかった。すなわち、てんかん発作の一部を形成し、クックッと笑う時はわかっているのかもしれないが、後に全身けいれんに移行するために、その記憶はないわけである。

しかし、重要な事実はちゃんと私に伝えている。「腹がグルグルする」と言い、これは発作症状が、側頭葉起始を示していることをくしくも述べていることになる。そして、発作のない時の彼の脳波は、常に右側頭中部に位相の逆転を示すスパイクを明らかに示した。強いて言えば、扁桃周囲野あたりの焦点を推測しうるものと言えるのである。

笑いというのも、実はおかしなものではある。ニヤニヤと気持ちの悪い笑い、かのモナリザのほほ笑みなど、複雑な人間の心理の綾の表現、それが笑いであろう。また夢中の笑いもあり、ともかく様々である。今、問題にしているのはまったく自覚のない内的な真の起源をなす「笑い発作」である。

本稿も笑いの震源地を固定する時が来た。つまり、側頭葉のてんかん性発作の焦点、おそらく、扁桃周囲野、つまり旧皮質と視床下部の興奮促進に原因があるとして間違いないであろう。これ、すなわち大脳辺縁系サーキットである。動物実験は、不幸にして、せいぜい、快・不快・怒り・摂食などの行動変化を、辺縁系の刺激・破壊実験で示しているにすぎない。猿を別にすれば、動物には笑いがないからである。交通事故でなくなったあの子を思い出し、笑いの中枢を追った当時が偲ばれる。

棘波《スパイク》をもった健康人

脳波判定から、臨床診断への過程で、最も問題になるのは、やはり棘波《スパイク》の存在であろう。結論的には、いくらスパイクがあっても、何らの臨床表出をもたない健康人について今回は振り返ってみたい。これは、こだわりという自分本位の問題ではなく、ことは人の一生に関わりをもつ大きな表出であることにご留意願いたい。

昭和四〇年過ぎ、つまり一九六〇年代半ばから、われわれの教室では、某県警に依頼されて、パトカーや、白バイに乗務を希望する者に、全員脳波検査をやっていた。身体強壮、若き溌剌たる若者である。もし、脳波異常があれば、乗務できなくなると思うと、この判定の仕事を引き受けるのも気が重かった。そこで問題になったのが、スパイクの存在である。他の軽度の異常については、それなりの解釈からさして問題はなかろう。次のステップをふめば、総合的な判定ができるからと思った。ともかく、スパイクの存在は困る。悪い可能性を秘めているし、無視できない。

当初は、普通に単純に脳波を記録するということであった。しかし、激務である白バイ、パトカーなどの職務を考えると、限界状況とまでは言えないまでも、何か、不眠不休の状態を再現して、記録するのがいいのでないかなどと考えていた。一般臨床では、今、はやらなくなったが、薬物を投与して、けいれん閾値をみる方法が当時普及していた。

メヂマイドなどを注射する方法である。もう一方、Diphenhydramine Hcl があった。ベナと呼ばれていた薬剤である。これを投与すると、脳波は変化し、特有の持続的状態が得られる。なにか、睡眠前期のように低電位となり、不規則律動で、α波はもちろん消え、だらだらと続く。本人の自覚にはいろいろあるが、おしなべて、頭が少し締めつけられるとか、ボーとするとかになる。全員がそうなるわけではない。ともかく、眠たいようでもあり、冴えたような状態でもあり、ボーとした頭の感じである。自分もやってみたが、確かにそうなったことを記憶している。

さてここで、このような注射をして異常波が出るとしても、それは薬物反応であって、常態下に出現するようなものではないという異論がある。しかしである。普通の状態下で、ある確率をもって出現する特殊な波型が、本剤によって誘発されることがわかった。従って、その本人が持っている潜在的な波が、この薬剤によって誘発されるのであろうと、一応考えることができる。

その波とは、世界共通、人に見られる特有の脳波パターンである。一九五〇年、ウォルター・W.G.は、持続が短く、振幅の低い六Hz、棘徐波複合型について、petit mal、つまり、小発作欠神の時に出る三Hzのそれと似ているところから、Phantom petit malと呼んだようである。一般にはその後、マーシャルの命名通り、Phantom wave and spikeの頭をとって、wspとして知られてきた。以下wspとして話を進める。今思うに、ファントムとは、まことにうまく言ったものである。

実は、この波が以後、いろいろの論議を脳波屋に与えてきた。てんかんはもとより、若者の行動異常、自律神経症状など、枚挙にいとまがなく、振り回されっぱなしという混乱振りであった。いや、あったではなく、今も細々ではあるが、学会に出没している。決して決着をみたわけではなく、論争は続けられているということである。

この波の特徴は、まことにそれとわかる姿態で、すぐに他と判別可能である。この波だけがある場合、結論的になるが、まず、診断など考えない方がよい。ただし、明確な非定型棘徐波複合や、側頭部などに出没する位相逆転の小棘波などがあれば、話は別である。

さて、私たちは、一八歳から四〇歳位までのいわば強壮な成人男子八〇〇名に近い人たちの脳波を数年にわたって記録した。前述したが、ただルーチンをやるだけでは、隠れた異常が見つかりにくい。全員眠ってくれるわけではない。軽い浅眠状態で、α波が消える位の頃の脳波が欲しい。

最終的には、四七〇名にこのベナを注射して調べることができた。さて、用量が問題となった。体重kgあたり、〇・五、一・〇、一・五、二・〇各mgの四段階にわけて投与し、用量による差をみた。

また、記録方法の相違、性別、そして一番問題なのは年齢で、これらを考慮すれば、より一致した見解が得られるであろうと考えた。だいたい、一％位は閉眼・安静、平常時に出現するのではないかと予想していた。全例に軽睡眠が得られたわけでもなさそうであるので、少し控えめな数字かもしれない。

さてそこで、少し揺さぶってみた場合はどうかというのが、今回の誘発であった。被験者には少しきついが、我慢してもらおうというわけであった。

元に戻って、結果は用量によって差が出なかった。順番に並べると、一五・四％、二〇・八％、一二・二％、一九・七％であった。大まかにいうと、約一〇〜二〇倍出現率が高くなった。しかし、多く入れれば入れるほど、それだけ率が増加するということにはならなかった。従って、ともかく注射したら、有意に増加したということにはなろう。こうして、健康成人一部に、ともかくｗｓｐを持っている人がいるということになった。一方、てんかんの患者の一部にみられ、かつ、かなり断定的に肯定される異常波型、いわゆる非定型棘徐波複合は、ひとりとして認められなかったのである。

被験者の方々は、コーネルメディカルインデックス（ＣＭＩ）に自分自身のことを記入しているので、神経症傾向、既往歴にある頭部外傷、幼児の時代の熱性けいれんの有無、精神神経疾患の既往の有無などなどとの、すべてのパラメーターとの間に、まったく有意の検索をすることはできなかった。どうも、症状などとの関連はないようだなというのが、当時の見解となった。

少なくとも、ベナ賦活によって出現するｗｓｐをもって、臨床診断を下すことには慎重でなければなるまいという結論であった。

さすれば、注射液による特異なものなのであろうか。われわれはそう考えなかった。すなわち、注射前に出た人は、まことにわずかである（一％）。注射後一〇〜二〇倍になった。しかし、波型はまったく同一で、ｗｓｐという特徴的表出である。従って、注射は潜在するものを引き出した。つまり、明らかな発作波のような波型ではあるが、良性のものではないか、年齢に依存するようでもある、などを推論した。つまり若い方の年代に偏って出現する素因性のもので、タイムトンネルを抜ければ消失する筈である。最後の方は、紙数の関係で、十分煮詰めた論議がここでできないが、まずそう言ってよいと思う。

最後に、ベナは、単に入眠期類似の脳波パターンをもたらし、その状態下に二次的にｗｓｐが誘発されるとするよりも、より刺激症状をもつ、いわゆる active activator ではなかろうかと結論した。

世に多くのｗｓｐを有する事例がある。本波型を有するをもって即てんかんと診断された人々のあることを自戒をまじえて今憶う次第。

ヒトα波のセルフコントロール

ヒトの頭皮から記録されるα波は、安静にし、リラックスした時によく出現することになっている。だから、このα波を増加させることができれば、逆にリラックス状態を維持できるのではないかという命題が生まれる。本当に、恣意的に、あるいはある程度の訓練によって、α波を増加させることができるのだろうか。

この命題は、近時マインド・コントロールとか、複雑社会の中での逃避的瞑想、音楽などの問題に絡んで、トピックスめいたものになった。また、禅の修行中にある種の心境に達すれば、きれいなα波が連続すると言われている。私も、かつてα波のエンハンスに関わったのでここで少し改めて考えてみたいわけである。

α波は、基礎的なことはさておいて、閉眼し安静にして、眠っていない状態下で、後頭部寄りによく出現する。

脳波自体は、電気的に、ニューロンの集合電位と考えられている。皮質神経細胞の総和と言ってよい。α波活動が古典的条件反射学の応用によって、ある程度制御可能であるかもしれないという考えは、早くからもたれていた。先に述べたように、なんらかの精神作業によってα波活動が修飾されるわけである。最近のエレクトロニクスを十分に駆使したフィードバック・システムによる精神生理学的現象観察が盛んになっている。α波の増減を科学的に検討するためには、十分な装置と定量の正確さが要求される。

話をすこし私的レベルに戻して、この種の研究をかじった私自身の思い出を挿入したい。一九六八年頃、当時私は、ウイスコンシン州立大学神経科てんかんセンターに留学していた。試験管を振るような研究はしたことがないし、したくなかった。臨床で仕事をするということになった。当時、アメリカの友達にはH.E.ブッカーとか、C.H.クリーランドとかがいた。相談の結果、α波を音楽を使って条件反射的にコントロールしてみようかということになった。精神心理にフィードバックを使用してみようというわけである。主として、クリーランドが熱心だった。私はどちらかというと懐疑的で尻込みしていた。

さて、装置である。α波バンドは八～一三Hzであるから、この間の波を拾うこと。そして、見た眼で、ある程度の電位に達すればトリガーされ、紡錘状に終始するα波帯域を正確にキャッチしたものでなければならない。当時ラーリーという技師がいて、連日、このα波フィードバック装置の作成に四苦八苦していた。ラーリーは難解なアメリカ英語を話す。私にはほとんどわからなかった。まあ彼がとてもすばらしく、シャイな善人であることだけはよくわかっていた。そうこうするうちに、α波で、最低の電位でキャッチし得るシュミットのトリガーというのを作り上げた。脳波を記録し、日本光電製のポリフラフを眺めるのが私の仕事であった。

さて、脳波の電極をボランティアの学生につけ、この研究の主旨を説明するのも私の務めである。研究の主旨の方はブッカーがテープレコーダーに吹き込み、私は被験者に、「これを聴け、良く理解できたか」と言うことだけにした。テープの中身は次のようなものである。途切れ途切れの音、即ち、音楽にならないような〝音〟が聴こえる。これがつながれば、マンシーニの軽音楽となって快適な筈である。音が聴こえてきたら、できるだけ曲として完成しようと努力してみてくれ。眠っては駄目だ。ともかく、気を入れるというか、音楽を聴こうとするように、とかなんとか、吹き込んであった筈である。そして、「あなたはこの研究に協力し、すばらしい成果をわれわれに与えるはずであるから、その御礼に四ドルを差し上げよう」というようなことで結んであった。なんともひどい話に思えるが、当時、一ドルは三六〇円であったから、四ドルはいい相場のようにも思った。今、想い返すと、少し安すぎるかなとも思う。まあ、アメリカといえども、当時から、アルバイト収入などというものはそんな程度だったのである。さてさて、こうしてα波エンハンスを試みた次第。

最終的には、十分な検討はできなかったのであるが、何か、この研究には夢があるというか、せっぱ詰まったものもなく、のんびりやれたように思う。脳波は私の担当だと書いたが、相手は向こうの人だし、ずいぶん気も使った。人体実験というほどのものではないが、相手は生身のアメリカ人である。

ボランティア数名に何回か行ってもらい、当日の試行前の％αタイムというものを設定した。トレーニング中、そして試行後を比較した。その結果、まとまったトライアルの中で、三名中ひとりは統計的に有意差なし。あとの二名は〇・〇五％、〇・〇一％の有意差で、試行前・後に優位の差を見た。一日の試行時間は約九〇分。五回に区分し、最初の一〇分は各個人のその日におけるベースラインで、フィードバック試行のない安静時のα波出現率。次の三回各一〇分間はフィードバック訓練をする。つまり、α波の出現に伴い、音楽が聴覚系フィードバックとしてスピーカーよりボランティアに達する仕組みである。最終の一〇分間は訓練試行の結果として、自己内部的に〝音楽を聴こうとする〟状態下におけるα波出現率とした。ともかくまあ、訓練の結果、α波は増加するらしいとの結論にはなった。結論はしたが、なにか本当にそうだろうかという思いが、それからも残存した。そして、まあ今日に及んでいるわけである。あの当時、決して、今述べたようなものですべてを終えたわけではない。一九七〇年だったと思うが、セントルイスでのアメリカ神経学会で、その一部をクリーランドが報告した。その時、条件反射学を根拠とすることには無理があるとクレイムがついた。また、マンシーニの軽音楽などの、いわば不純な刺激因子ではとうてい科学的とは言えない。純音ならまだしも、などなど、大いにやられたのである。

私自身は、心の内というか、その奥深いところでの精神生理現象は複雑で、雑念の生じやすい人の心のことを重く見ていたので、そういう批判は誠に然りと思っていた。私自身も、実は何回かその実験に加わった。思うにである。これが結論となる。音楽を聴こうとする、ある方向を持った心の状態は、いわばある種のコンセントレイション下にあるということではなかろうか。

眠りの方向にはなお一線があり、過度な緊張というか、β波のような領域ではない。トランスというか、ともかくあるコンセントレイションとしか言えない状態が、α波を出しやすいということになるのである。この状態下に或る条件付けを行っても、神経細胞の総和がすんなりそれを受け入れたという証明が不可能だと思われませんか。なお、問答有りだがこの辺で。

意識について意識した頃

「それは意識過剰だよ」「意識するな」などに始まり、「意識学」は文学、哲学、心理学の領域に及ぶ、広くかつ深いしろものである。とくに精神医学においては、神経科はもとよりだが、臨床と直接関連するだけに殊更身近なものである。臨床医の優れた観察眼のあるなしにつながる由々しきテーマとしてすでに久しい。ところが、精神科と神経科とのいわば離縁が完全に成立しつつある現今、この意識障害に関する若人の関心は淡白で、深みに欠けるように思われてならない。

一方、学問自体も、どうもすっきりしていない。いまだカオスの渦中にあるといわざるをえない。学問が進歩し、メカの著しい躍進があるにしては、なおキャッチしにくいところかもしれず、どうも意見の一致をみない。とくに精神医学における状態像把握において、そういえるものがある。この稿は病態や生理の雑談であるから、あまりむずかしいことは申さないつもりである。が、どうしても古くからある精神医学でいうところの意識障害に触れておかなければならない。

通常、意識障害は、「場」の障害と規定され、清明さと、広がりを問題にする。理論・体系にきびしいドイツ学派は、古くからあれこれと定義してきた。すなわち、意識障害には、混濁、狭縮、変容と呼ばれる状態があると。混濁は先に触れた場の清明性に曇りがあること、狭縮は広がりがせばめられていること、そして変容はいわば舞台裏で通常見ることができないソデにあたり、幻覚などをもつ夢幻様体験などを指す。そしてもうひとつ、このドイツ学派が強烈なインパクトをもって、のちのちわれわれを席捲してきた昏迷がある。ところがこの方は意志発動性障害として位置づけられ、もとより意識障害のはさまる余地のないものを指す。ここでこれを持ち出したのは、昏迷 stupor は英語圏では歴然なる意識障害のひとつであるからである。この辺に、筆者の思いも深いわけである。従来われわれの教室では、昏迷、とりわけ精神分裂病性昏迷には意識障害などなく、脳波検査など行っても徐波などの混入する余地はないものと厳しく教育された。ところが、筆者はのちに、アメリカはジョンホプキンス大学、ニーダーマイヤー教授に追従し、ictal stupor（発作性昏迷）を推進してきた。ここにおいて、ドイツのいう昏迷には意識障害はなく、英語圏にはありと、執拗に、折々口癖の如く添えて物申す次第となった。しかし今なお混乱して現在に至っている。

さて、われわれの生活の場の方から、生理的意識に触れ、脳波屋として物申してみたい。

まず無我の境地の脳波などはいかなるものか。無念・無想・忘我などと呼ばれる状態である。先達、大熊輝雄先生の脳波学は、はやくこの間の事情を説明していて興味深い。こういう時の代表的状態でまず思い浮かぶのは禅の修行時である。無念無想の度合いとはいかなるものか今は別として、禅時には安定したα波がともかくよく出現する。しかも熟練した坐禅時には、α波は振幅を増大し、αバーストをなす。つまり、まとまったすばらしいα波が、まるで発作波のような連なりをみせ、高振幅鋭波のようになる。ひいてはθ帯域にも及ぶ一連の変化を示すという。筆者はこの状態は、あるコンセントレーションの生理的状態であると思っている。

ここは重要な点で、生理学的には、脳の興奮性は多少低下していると見られる。一種の抑制状態である。「目に浮かぶもの、耳に聞こえることを意識しながら、心は動かされず、心の澄んだ内的体験に対応するもの」と大熊先生はこれをまとめている。

催眠された時の脳波はどうか。一般に安静閉眼時のそれと大差なく、α帯域のそれである。

以上のような生理的状態は、脳波上意識障害のそれではないが、一寸先は脳波変化という極限でもある。それはなにか、つまり睡眠である。

もし一寸でもまどろむなどのことが起これば一〇〇%、さっとα波は消失していき、生理的睡眠パターンに移行する。

せん妄を今考えてみよう。デリリュームである。かつて、酒客せん妄の脳波を追いかけたことがある。労多くして結論を出せなかった。一言でいえば、興奮と抑制との混合状態で、不規則でやや低電位化するといってよかろうか。つまり、幻覚妄想のような刺激性興奮と、器質性脳機能低下との相互作用によって成立するパターンと考えられる。

意識変容で直ちに想起されるのが、てんかんにみられる種々の意識障害で、発作そのものを含み、多くの論議を経ながら今日に至っている。今だになお研究者の方に意識変容でも起こさせるのではないかと思うほど事実がつかみにくい。この方は文字通り意識障害の代表のひとつとみられながら、なお心因性要素をも包含しているかもしれないのでややこしい。今出典は明らかでないのだが、その例は、ロンドンから船に乗った男が、気がついたらインドのボンベイであったというもの。最近の京都のてんかん学会で発表された畏友鈴木二郎さんのパリ市内を徘徊した、いわば遁走《とんそう》の例。また通俗表現、「心の旅路」に近似し、ヒステリー性のものなど、幅広く存在し、ヒステリーとてんかんの問題はここにもある。このような夢遊病のような状態は根強く報告されていて、てんかん代理症で論じられたり、精神運動発作遷延、あるいは発作性もうろうなど多彩である。

こうした症例はもとより古くジャクソンのてんかん症例にみられる。すなわち、一〜二マイル歩き、運河に入り、教会で靴を脱ぎ、街頭で脱衣したりした症例である。

筆者もかつて、ひとりの側頭葉てんかんの女性から貴重な報告を受け、発作重積として「臨床神経学」に受理された症例がある。

「…夕食を五時半にすませ六時薬をのむ…自転車で子供と主人と三人で行った。…遊園地…自病が始まった。子供のつっかけを持ったまま、ぼーっとして、主人に何をしているんだといわれ…あわてて…ごまかした。景色をながめていると、体がぞーっとしてくる、アッと思い、急いで違う所を見た。それから何度もあの山見たことあるなと思っていると、ジーンとする、…ぞっと不安になり…北の方へ行っているらしい（こと）しかわからなかった。三〇分すぎ、これまで（ずっと）気が遠くなったりしながら…しかたなくついて行く。…（自転車に）乗っていても瞬間的に気がフッとして意識がなくなっていた時もあった。自分にたしかかと言い聞かせた。…さっぱりわからないまま家に着いた。八時一五分だった…」。

この症例の問題時の脳波はいかなるものだったかはもとより不明である。はずかしいことながら、ジャクソン大先生の頃と、いささかの進歩もない。ただ、われわれは、脳波検査によって、発作のない時、かの特徴的な側頭葉導出スパイクをみ、短かい自動症発作の発作時脳波から推測して、かくしかじかであろうと推測し、ジャクソンを上回るかの発言をなして、進歩と考えているだけである。しかし忘れてならないのは、脳波がなくとも同じことをいったジャクソン先生がさらに偉大さを増すということになるのではなかろうか。

筆者などは、なお脳波を見ないと、「意識」はわからないと思っているから仕末がわるい。

概念の変遷と視点

多分それは、日本で、てんかんの国際会議が開かれた時のことだと思う。その準備委員会のひとつに、私も末席をけがしていた。この一九八一年世界てんかん学会の会長を務められた秋元波留夫先生が、話の中で、「てんかん精神病というのはどうなったんだろうね」と言われたと思う。私はその時ハッとしたのを憶えている。これは、てんかんにおける精神障害はどうなっているんだろうね、という意味ではなく、「てんかん精神病」という呼称はどうなったんだろうね、ということで発言されたものだと今でも信じている。席上その話はそれ以上進展しなかったが、今でもそのことが脳裏にある。

てんかん精神病 epileptische Psychose は、確かに最近ではタイトルにも余りならないし、演題、原著などにおいても、これを掲げる人は少ない。一方、「てんかん性格」については、今や廃語に近くなった。これらをめぐる背景の足跡を辿ってみたい。都合上、先ずてんかん性格 epileptic character に触れる。事項を簡略にするために、アメリカてんかん財団 Epilepsy Foundation of America（EFA）の統計 Statistics（1975）のまとめを借りることにする。その中で、てんかんに関する社会感情の歴史は四期に分けられている。その第一期は、一九〇〇年までの時代である。この頃、てんかんをもつ人はすべて、精神遅滞を有し、てんかん性荒廃に至るもので、いわば邪悪なものの如く考えられていた。ついで第二期、これは一九〇〇年から一九三〇年頃までの間を指す。この期間こそ、てんかん性性格に代表される時代であった。人々は、てんかんをもつ人はユニークな際立った性格の持主であり、社会にとって困る存在と見なした。第三期に至って、しかし、やや趣きは異なった。つまり、一九三〇年より以降は、てんかんをもつ人は本質的には正常な人たちであって、もしなんらかの変異があったとしても、知能、行動の面において、一般人の間における偏異度と異なるものではないとみなされた。そして一九四八年以降から現在までは、精神運動発作（今の側頭葉発作）を有する人を、特別に限定しようとした時代である。この人たちは、一般のてんかんをもつ人と異なるし、勿論一般の人における偏異とも質を異にするものだとされた。そして、攻撃性・暴力に走りやすい傾向を持ち、側頭葉性異常による学習不全をみるというものであった。以上は、ＥＦＡのまとめた資料を収録したものである。

そのあとに続く、いわばもっとも先端的現今の情勢はどうであろうか。てんかん性格が廃語に近くなったという背景には、学問的実証による推進力に負うところが大であったろう。また一方、社会心理学的側面からの、差別的偏見の是正も、一役買っていることは否定しがたい。種々の神経心理学的方法論をもってしても、てんかんをもつ人に、共通の性格傾向をうち出すことはできないといわれる。一般の脳器質障害、とりわけ、近年増加した頭部外傷後遺症などの一部にも、問題行動や、特徴的な性格変化を見ることがあり、間接的な実証とされている。臨床表現に至るところの基底が、「てんかん」という生理学的基礎のみでは説明しきれないからである。あれほどまでに確立していたかに見えるてんかん性格という臨床観察が、或る視角をいったん獲得すると、次第に色褪せたものになり、古風に響くのには、いささか或る感慨を憶えざるを得ない。「事実」はそれではどうか。確かにそのような症例は存在する。これは臨床経験として事実のように思われる。しかし、視点を異にすれば、「事実」も異なって見えてくるということは、ある事象に対する心理学的把握に通じるものといえるであろう。実際には、問題となっている「事実」が、真に解明を受けぬまま進展したための変貌かもしれないし、いわば人間の英知が、無用の論争を避けようとしていると言うこともできる。

さて「てんかん精神病」という呼称の方はどうか。もとより歴史的にみれば、てんかんそのものが狂気を意味したという背景に由来する。これは洋の東西を問わない。てんかん精神病は文字通りに言えば、epileptic psychosis であるが、epileptic insanity, ドイツ語では epileptisches Irresein と呼ばれてきた。ここではてんかんと精神障害とを同一視する見方は、もはやすでに失われた視点として通過したい。そもそもてんかんにおける精神障害に興味が持たれる所以は、てんかんの精神症状に意味を見ようとするよりも、むしろ精神病解明のためか、あるいは分裂病研究のために対比したいかが、本来の目的であろう。

てんかんと分裂病との対比は文献的には古くから見られる。てんかんの経過中に稀ならず妄想状態が出現する、いや、両者の合併である、相拮抗する概念であるなど、歴史的には一九世紀末（ブッフホルツ、一八九五）から論争の種となってきた。

事柄をいわば現代風に一新したのは、イギリスのスレイターらの schizophrenia-like psychoses of epilepsy（1963）であろう。British Journal of Psychiatry に掲載された一〇〇頁にも及ぶ論文を見た時、おそらくこれを凌駕することは、当分誰しも不可能であろうと、感嘆と嘆息を憶えた当時を思い出す。schizophrenia-like という表現が、或る視点と、かえって新鮮さとを与えているかの如くであった。

ひとつここで忘れてはならないのは、日本ではスレイターらの論文に先だってすでに、蜂矢英彦氏が、「分裂病様病像を呈するてんかん精神病（一九六〇）」と題して、遺伝学的見地から、優れた論文を発表されていたことである。またこの論文を含めて、種々の脳器質障害における分裂病様症状の研究が、一連の仕事として、松沢病院で行われていた。その他の論文の結果を含めて、分裂病との対比研究は、おしなべて症候学的にいかに相似たものがあったとしても、あくまで分裂病様に過ぎぬこと、そして、結果的には患者と医師との触れ合い、いわば接触性といった点においてのみ、唯一の相違をみるということを主張してきたと言える。それでは、この対比研究は終焉したのであろうか。いや、生物学的類似、拮《きっ》抗《こう》概念biological affinity, antagonistic theoryは、今もまた新しい視点を得て脈々と続いている。これまでの大方の見解は、てんかんは脳障害に起因する二次的な現象で、とりわけ側頭葉性障害が多く、分裂病様症状は、発作そのものよりも、病因論的には、その障害そのものの方により関係するという風にまとめられる。

しかし、さらにこれに付け加えるとすれば、てんかん性の反復刺激によって生じる脳の器質性変化のことであろう。この点に関しては、伝統的な組織病理を受け継いだシャイベルら（一九七四）の後シナプス装置の変化、そして燃え上り現象における閾値下刺激による脳組織への痕跡の証明などを挙げることができる。これらは器質性―機能性という対比の接点を、新しい視点で明らかにしようとするものだと言える。

以上は、きわめて大まかな、てんかんにおける二、三の問題点の概観である。ここに或る臨床的事実に対する視点の変遷を見ることができる。しかし、どうも残念なことは、或る臨床的観察や、一応承認されてきている事柄が、種々の視点の相違をもって追究されても、なお変らぬまま、いわば未解決のまま残されているという事実である。解明されないから、新しい視点の導入が必要なのであろうが。今、新しい科学的方法論や仮説が、勢力的に精神医学に取り入れられている。日進月歩の時代である。めまぐるしい加速度的進行の中にあって、視点が次々と新たになるにしては、古くから事実として認められている臨床的事象の多くが、解明されないまま残されているという気がする。また、ひとつの概念が否定されて後、新しい視点が生まれたというわけでもなさそうである。しかし、そういう側面こそ、精神医学における臨床的事実なのかもしれない。

似て非なるもの

分裂病の生物学的解明にはなお時間がかかるようだが、まあそれは今日はさておき、症候学的に似たものを追究し、間接的に分裂病に迫ろうという動きについて振り返ってみたい。これは臨床精神医学研究の最も大きな主題のひとつであったし、今もそうである。

だから、脳の器質障害の比較的明らかな症例が、精神病状態を呈する時、ましてその症状が精神分裂病に酷似している時は直ちに症例報告となった。たいていは、「○○病、また○○状態に認められた精神分裂病様症状」という具合である。私などもこの動きに便乗し、学位論文も「てんかんにみられる精神分裂病様状態」だった。

今回はこうした問題をとらえ、似て非なるもの、つまり精神分裂病に症状が似ているといって、躍起になっても所詮問題は解決されなかったという回顧をいたしたい。多少古いところから話さなければならないことになる。

てんかんと分裂病との対比はかなり古く、一九世紀というよりは、てんかんそのものが精神病と考えられてきた以上、どこまでさかのぼればいいのか、定説として論じ難いところである。

ともあれ、類似と拮抗とに終始しながら暦はめくられてきた。もう少し説明が必要であろうか。

夢幻精神病、いわゆるオネイロイドという非定型状態に入るカテゴリーに名を与えたのは、L. J. メドゥナ（一九五〇）であり、御記憶であろう。このメドゥナ氏は、むしろカルジアゾールけいれん療法（一九三七）で名高い。さて、こうしたけいれん療法が、分裂病の治療に用いられ、ある程度効果もあがったことから、分裂病とてんかんは、拮抗概念としてとらえられるひとつの理由になったむべなるかなである。

したがって逆に、てんかんをもつ人が分裂病様症状を示せばどうなるか。拮抗ではなく、類似の状態と解するのが論理的であろう。このように混乱した相対概念が同居することになる。

そうこうするうちに当然ながら学問は異なる局面をこの分野にもたらした。すなわち、脳波によるてんかん診断の進歩である。精神分裂病にも大いに脳波は用いられた。しかし、執拗な追究にもかかわらず、精神分裂病の脳波異常は、あってもごくわずかな乱れであり、特異的なものはないということになった。

一方、御本尊のてんかんの方は、臨床発作に相応する脳波パターンが次々に同定され、生物学的構築が進み、面白くなった。そのきわめつけというか、暗黒にほのかな明かりの如く登場したのが、側頭葉てんかんである。あの特有な、位相の逆転を伴う側頭部導出の脳波所見であった。しかも、この所見は、発作時ではなく、いわゆる発作間歇期に認められるのであるから、貴重な発見であり、確固たる診断根拠となった。患者がすこし眠くて、脳波パターンが変化する時期によく出現する。これを発見しようとして、断眠させるなどしていたのを憶い出す。

この発作間歇期の発作波は、新しい展開を臨床にもたらした。何故なら、発作には到らないが、脳内でこのスパイク活動が旺盛であれば、その刺激症状は、その部位の機能亢進を伴ない、なんらかの臨床表出になるのではないかと誰もが思った。ましてや、その部位が側頭葉であり、きわめて興味深い精神機能の宝庫ではないか。その中でも、一例として既視感などは、若いわれわれの脳裡をくすぐる新鮮な症状把握であった。新しい未経験の情景を、「すでに一度視たことがある」という感じで体験することと辞書は教えている。この体験は正常者にもある。すでに一九世紀中ばから、ベルグソン、クレペリンなどによって、症状として記載されていた。目の前の患者からこれが同じように繰り返し述べられ、症状として、医師・患者の問診上のメディアとなって介在してきた。そして、その背景に脳波は側頭部前部・中部に位相の逆転をもって、これを証拠だてて見せてくれたのである。この既視感などは、知能程度はそれほど高くない患者からもよく聴取できるものであった。

さすれば、そこに相似た症状比較が誕生するのは当然である。精神病、とりわけ分裂病の人の既視感の訴えは、強制的、圧倒的、長期にわたるものである。正常者のそれは明白でない。側頭葉てんかんのそれは常同的で単純である、などなどの比較論である。

すこし戻って、それでは、脳内である部位に異常放電が続いていて、そして通常の発作は起こっていない、ということになるとどうなるのか。これは発作前の不機嫌症とか、より平易にいえば、発作が起こる前、患者はきわめて扱いにくくなるという、精神症状を説明するのではないか、という方向に連がりをもってくる。これはある局在病巣と精神症状との有意の相関を求める根拠となる。

かつて、松沢病院を中心として、一九五〇年代以降、頭部外傷、脳腫瘍と、次々に分裂病様症状を呈した論文が発表された時期がある。てんかんでは、イギリスはモーズレイ学派、スレイターらのかの有名な発表に到るわけである。てんかんに時折みられる精神分裂病に似た症状・状態は、側頭葉てんかんの患者に多く、しかも発作発症後、一〇年近くを経て顕性の臨床表出となるというものである。

残念ながら、その関連について、有意な結論を導くには至らなかったと言わざるを得ないのである。当然かもしれないが、結論としてはまことにシンプルになった。それこそ当たり前すぎるというか、スタートラインに戻ってしまうような結論ともいえる。

つまり、精神分裂病は精神分裂病であって、てんかんのそれに似た状態は、それに似た状態だということである。つまり似て非だということである。

多数例を検討してみると、てんかんに認められた幻覚はシンプルなものが多く、根底から人の奥底を揺るがすような、人の存在を左右するようなものは少ないと言いうる。系統だった妄想も少ない。しかし、症候学的には、経験の十分な精神科医でも、その火中にあれば、全く鑑別できない異様な多彩な症状を認めたものも多数あるし、そういった患者に明白な局在器質障害を見いだしたこともあった。しかしながら、どんなに明白な局在があっても、局在病変のない多くの患者に同様な症状がある以上、粗大な局在病変から分裂病様症状を解明することはむずかしいということである。

そうすると、症候学的には似ていて、ほとんど変わらないものもあるのだが、どういうところに決定的な相違を求めればいいのかということになる。

結論はこうである。てんかんをもつ人と、分裂病をもつ人とは、同じような精神症状を呈していても、人と人との触れ合いに相違があるということに集約されたのである。

つまり、暖かさwarmnessなどということである。あるいは、より進んでラポールというか、疏通性の相違と言えばいいのであろうか。

近時、なお多くの症例呈示があるが、新しい科学的知見を駆使して、一転角度を変えた追究が必要なのであろう。

定型 vs 非定型

非定型精神病におけるてんかん性要因という題目というか、命題がある。おそらく一九五〇～一九六〇年前後であろうが、大いにこれをめぐってハッスルしたものである。この中には、てんかんと精神分裂病との相対概念にはじまり、非定型というとその中になにかがあるのかもしれないという魅力が一杯であった。したがって、「非定型」なるものに対する本質的な疑問もなく、いわば流行に対する無批判の追唱をしていたように思える。

それでは、果たして、「非定型」とはいかなる病態・経過であったのか。定型は、まずきわめて陰湿というか、徐々に始まり、次第に荒廃に向かってゆるやか、かつステディに進行するという前提に立つ。それに対する非定型である。

発症は急激、位相性、ないし周期性の経過をとる。とりわけ、この急激ということが、発作性疾患との近縁を予想させたのであろう。そして、一山過ぎれば、落ち着く。欠陥を残さない。そして問題なのは、むしろ意識に特有のくもりをみせるという点が、はたまた、発作性疾患の遷延性の経過に似ているということであった。その他にも病前性格が、より几帳面で、頑固、易感性など、分裂病中核とは異なるなどのことがあり、ついにてんかんとの異同が登場することになった。それと同時というか、当時、臨床脳波は、唯一と言ってもよい生物学的マーカーとして、精神病棟に君臨していた。所詮しかし、精神病と脳波というテーマは行き詰まり、手法を変えてアプローチされる運命にあったのだが。

精神病の経過中、脳波異常、とりわけ真正のスパイクなどが見られると、それだけでカンファレンスのテーマとなった。その解釈は様々でいわば、議論の余地ありである。恩師・故奥村二吉教授などは、「たかが針が上下する位でよくもまあこれこれ言えるもんですなー」と皮肉たっぷりに、鼻毛を抜きながらつぶやかれたものである。

今もって定かではないのだが、なにか確かに非定型と言われる状態像の方に、より異常波が強く出現したのは事実であるように思う。とにかく、少なくとも破瓜型におけるそれよりはである。ほんとうにどうなのか最終的にはわからない。わからないままに終り、次に移行するのが精神医学かもしれない。

そこで思い起こすのが、新潟大学の故沢教授の言葉である。

先生は、現にてんかん性発作波が出現している現状に、一顧をも与えない態度を、この種の問題探究に対する強いブレーキであると、それまでの研究に切り込んだ。こうした脳波異常の指摘は、クライストを先駆とする挿間性もうろう状態（ほんとうにどんな状態なのかは、今もってよくわからないが）などに対しては、看過できない事実ではあった。

脳波上のスパイクと、精神病素因、仮りにそう呼ぶとして、このふたつが、それぞれ別の遺伝子の上にのっかっていれば、なんということはない。合併などの状態として、当然かもしれない。当時は、その出現の仕方が、疾病経過中、いろいろの様態をもっていたから、相互の関係をめぐって、大いに悩んだ。結局のところ、今なにかはっきり言えないということは、こうだと推定したことが誤りだったことをむしろ証明されていることになるのであろうか。

さて、ここで精神医学の王道に戻ろう。

もともとをただせば、定型分裂病があって、非定型があったわけではない。正確を期するために精神医学の辞典を引用してすすめよう。御記憶を改めて欲しいのだが、非定型精神病として、ある病態を一括したのは、K・レオンハルトである。しかし、もっと先から始める要があろうか。

事は、われわれに尚強い影響力をもって、世界の精神医学に冠たるクレペリン先生に端を発すること、もとよりである。

この大先生は、丁度今から一〇〇年前に内因性精神病について、その病像と経過から、早発性痴呆と躁うつ病というふたつの大きな柱を打ち立てた。この早発性痴呆は、のちのブロイラー・Eによる精神分裂病 Schizophrenie であるのは御承知の通り。そして臨床はその後も、いや前から、どうもそのような二大分局では都合がわるいことを知っていた。まず重要なことは、状態像と経過は必ずしも一致しないということであった。変質性精神病、辺縁精神病などの名称からもおわかりであろう。

さて、ブロイラーが精神分裂病なる名称を創始したが、破瓜、緊張、妄想を合わせた先のクレペリン先生の早発性痴呆すら、誰もこれを定型と言ったのではなかろう。これではどうもはまりにくい症例の多いことから、大先輩のものを定型として据え、後輩の述べるものを非定型としたのであろう。

ともあれ、病者に定型、非定型などあろう筈なく、どうして一方が定型で、どうして一方が非定型なのか、そして、果して定型の方が圧倒的に多く、非定型はわずかな頻度なのかということも明らかではない。まして、非定型の方が遺伝学的により明確な一群として規定しうるという、わが国の満田先生のユニークな発想があったりすると、どうして一方が内因性のうちの定型なのかどうか、全くわからなくなってしまう。

状態像のそれも異なる。経過はまた別の局面をもつ。だから、非定型であるということにはならないのではないかと思う。

こうした分裂病概念の混乱は、そのまま大学精神医学の中に持ち込まれ、実際の治療学は放りっぱなしで、論議に明け暮れた。大学教授の名人芸は、きわめて実際的な公約数を信条とするアメリカ精神医学者にしびれを切らせ、誰もが納得できる機械論的操作診断、御承知、ＤＳＭを登場させた。ところが、当初なんとも言えず遠慮がちに「非定型」は存在した。

しかし、分裂病とは切り離されて、という具合であった。これこそまさしく、一〇〇年目のクレペリン大先生への回帰とも言えるのだが、風前の灯か、ＤＳＭはのちに、非定型をほぼ完全に抹殺してしまったのである。

もう誰も非定型などと言わなくなるのであろうか。しかし、精神分裂病は、今また改めて異種性という魅力的スローガンの下に走り出した。かのブロイラー先生は、にが笑いしながら、私も分裂病群と言ったよね、とつぶやいていなさるかもしれない。

紙数もあとわずかとなった。夙に思うことは、クレペリン大先生の頃と違って、今や国民皆保険、精神科においても全て加療下の疾病史であり、医原的に歪曲されて進行すると言えようか。

くすりの下にある生物史である。治療抵抗性とか、予後良好だの、勝手に決められた御託宣も入り混じる。

全てまた出発点にあるように思われてならない。精神分裂病は遺伝的要因と、環境因との相互に起因する疾患であり、生後の神経学的欠損にもかかわる疾病群であるということか。改めてまた立ちすくむ思い、これいかに。

分裂病様のこと

以前、このレトロスペクトで、「似て非なるもの」と題して分裂病をてんかんの精神症状に対比させたことがある（四五頁）。今回も似たような話を一部含むことになる。さて、分裂病様の「様」に、なにかいつもひっかかるものがあり、事実、精神鑑定の証人喚問に立ち、裁判官からいつも訝しそうに、分裂病様？分裂病に似ているが違う、どうなんでしょう、もう少しその辺のところを説明していただきたいと、問い直されることがある。このような体験は少なからずあるだろうと思うがいかに。

もうひとつは、稀な症例とか、出てくるはずがないような疾患に精神症状が出現した時、分裂病様症状の見られた云々の症例と題する一例報告を見ることである。最近は少なくなってきたが、往時はかなり見られたものである。

分裂病様云々の背景であるが、ご承知の如く、精神医学にとって精神分裂病の解明は最大のターゲットであり、おおげさだが世紀の課題である。今ひとつはっきりしてきていないが、様々な方向からアプローチされているのが現状。したがって、病因のはっきりしている疾患や、障害をきたしている脳の局在が明確な疾患などに、期せずして分裂病に似た症状が出現した場合、ここで間接的に分裂病の病因を探ろうという試みがなされてきた訳である。頭部外傷後、てんかん、脳腫瘍など、しかりであった。

話を元にもどす。精神病棟で経験することで、もちろん誰でも知っていることだが、治療最前線というものは、薬の選択も、症状それ自体さえ、乱暴な言い方だが、個別のいわばテイラーメイドにほど遠く、入院期間が長引くほど、一人ひとりの病歴もあいまいで、もともとの診断さえどうでもよくなってくるというのが現実であろう。そういうなかで、昔、アルコール、あるいは、覚醒剤の若干の履歴があり、今はどうなのと、履歴にくわしい古い職員に尋ねるような症例は少なくない。現実の対処としては、いまさら古いところを詮索しても仕方がなく、症状が軽く問題なければ、退院の方向を検討し、症状が重ければ、滞積していく薬剤の整理やＱＯＬの配慮に明け暮れるのが実際で、なにか精神病の予後だとか、薬剤の合理的選択など、隣の芝生に類するのかもしれない。

ここで、一例のいまだによくわからない症例を例示して、分裂病様のことを考えてみたい。

昭和一五年生まれで、もう六〇歳になる。もうといったのは、昭和五四年に診察した鑑定例であるから、当時は四〇歳位だった。最近確かめているが、大体その当時とあまり変わってはいないらしい。さて、この男性は不遇で、はやく二歳頃、母と死別。父も戦死し、親戚で大きくなった。中学を卒業し、製版会社をはじめ、職を転々としている。最後には浮浪人的生活を余儀なくされたようである。日雇い人夫などで日銭を稼いでいた。いつとはなく、生活苦から盗みを働くようになった。数回の窃盗、住居侵入などの経歴を背負うにいたった。

問診すると、どうも神の命令とか、歌が聞こえるなど口外し、これが精神鑑定にいたった理由であった。詳細にはできないが、問題になるようなところだけ記述する。この幻聴の内容もきわめて滑稽というか、のどかというか、私の方がからかわれているような気持ちになったのを思い出す。しかし、どう考えても分裂病特有といってよいのだが、一面、人なつこく、嘘は困るよ、と言いたくなるようなちゃめっけがあり、少し滑稽で面白い。きわめて自分に都合がよく、一時は空想虚言かと思ったほどである。内容的には要するに、盗み、行動など、命令とか、させられる、というわけ。まあ通常の作為体験で珍しいことでもない。問題なのは、わずかな履歴と判明したが、覚醒剤使用の前歴がある。

数年、いや、現在をも含めて、覚醒剤使用のため、数年〜十数年を経過して、なおなんらかの精神病像が残存しているといってよいのだろうか。または、何か特別な契機もなく再燃しているといってよいのだろうかと思う次第。

あるいは、簡単にして、分裂病素因の濃い人に、環境的にも悪条件があり、加えて、少量といえども覚醒剤使用が発病を促進していったとしてはいけないのだろうか。したがって、本例は精神分裂病である、と。

しかし、一般には、より綿密に詳細にということもあって、また多少ペダンティックな装いをもって、少しニュアンスを付けたいのがアカデミズムか？　当時の小生の鑑定主文をみると、被疑者はその病像、経過などから、やや非定型的で典型的分裂病とはいいがたい一面をもつと書いている。そして責任能力は限定されたものと思考すると結んでいる。思い出すが、当時の法廷で、分裂病様なのですか？　と問われ、覚醒剤使用の前歴があり、基本的な人柄、ふれあいの面でそういってもよい。ただ、長い経過でみれば、分類の位置づけの難しい分裂病ともいえると、苦しい答弁であったのを思い出す。

少なくともほぼ幻聴に限られた主症状であり、それに基づいた、させられ体験の例である。このような例はずいぶん多い。自閉、両価性、感情障害、連想弛緩などのブロイラー症状はほとんどみられず、分裂病の特徴に大きく欠けるものがある症例群である。このような人たちが長期にわたって病院内にとどまると、先に大きく欠けているといった、いわば陰性症状のような、また残遺欠陥症状を加えてくる。そして、冒頭に書いたように、よくわからなくなってくるわけである。

今回は、分裂病様について、また、これにまつわるいわば四方山話になってしまった。ともかく、精神医学の診断は特別のようである。

アメリカのＤＳＭの紆余曲折もめまぐるしい。学問の進歩を考えると、あまりにも帳尻をあわせ、あせり、捏ねくりまわしているようにみえる。そのなかで、しかし、多軸診断が導入されたり、診断の時期が考慮されたのを知った時は、ある感動を覚えたものである。

ＤＳＭの状態診断は徒弟関係を打破するきわめて画期的なものである。思えば、ほんとうにはなにも解っていないのに定型・非定型といったり、分裂病を中心に据えて周囲を分裂病様といったり、考えてみれば奇妙なものである。

ＩＣＤ分類はどういうものか、多軸を採用していない。患者の全体的な経歴を調べる場合、最も重要な診断は、直接の相談に結びついたものとは異なっているかもしれない「生涯」診断であろうと注意を促している。高橋三郎氏も、「精神科医の間では、一個人、一生、一診断という考えが根強く、場合によってはこれは正しいが、一方診療の妨げになることもしばしばである」と言っている。

一方、そのような憂慮におかまいなしに、不安神経症を初発とするうつ病とか、うつ病を、そもそもの本体と考えているかのような症例があるかと思えば、うつ病に精神病症状の重なりを、with psychotic features と表現され、あれ、うつ病はいつ精神病ではなくなったのと、あらためて問わざるをえない現実もある。治療薬にしても製薬会社の肝煎りも相当に華々しく、うつ病のために開発され市場に登場したばかりの製剤が強迫性障害によろしいと教えてくれたりする。かくして、精神医学の進歩は、巷間のたくましい現実的対応にひきずられて解明されるかのようで、その方向性はまったく科学者の思惑を凌駕していくのであろうか。

砂上の構築

今回は症状なのか、疾患単位か、はたまた、個人の疾病に変遷があるのか、などにこだわってみたい。もとより、精神医学診断学上のことである。これは、おおげさに言うと、わが精神医学の主題でもあり、自身の積み残し課題であり、自分流に決着をつけないと睡眠障害が残る。

さて、少々話が大きくなったが、現在大学を中心として、どの程度DSM分類は使用されているのであろうか。わが国ではこうした新しいアメリカ流の新機軸を、いちはやく導入しようとする人たちと、多少ひねくれ傾向か、ドイツ流の古典派に分かれるのではないかと思われる。現在はDSM派のほうが優勢のようである。筆者も精神障害の診断と治療にとって、DSMは症状、症候群として現在像をみるという、わかりやすく、説得性にすぐれていると思うがゆえに、わが教室でもこれを採用してきた。本音を述べると、このほうが教育上、権威上、都合がよい。何日も経過しないうちに、診断の変更をせざるをえない愚を避けられる。もとよりクレペリン流では、一九、二〇世紀ならいざ知らず、二一世紀初頭の若者には、根拠に乏しき経験主義は通用しにくいところである。相当の威厳が必要であろう。その点、筆者などその資格は初めからなく、一応「状態像」はこれでよろしいかとまわりに問い掛け、様子をみることができてまことに都合がよい。

筆者が患者の診断行為を許された昭和三〇年代は、素因性、あるいは、端的に遺伝か、それとも外因か、つまり、環境や心因かを厳重に問われたものである。精神病はいわば成るべくして成ると、すでに、精神医学に手を染める前から教えられ、あの家は「神経」の筋だなど、巷間にささやかれていた。素因性を一方に肯定しながらも、なにか釈然としない人の懊悩や心の綾に、いつも立ち止まり、二者択一の診断基準に疑問を感じ、なんとか病因の解明はならないものなのかと嘆息しきりの毎日だった。師匠・学兄のもらす些細な一言をも逃さじと、診断の決め手、さわりを模索したものである。

ともかく現今、この状態を操作的に診断していくという、より客観的妥当性を求めていくという趨勢である。ここではっきりしておかなければならないことは、いまだに病因が明らかでないことから、身体・器質因と心因との対立が依然として存続し、双方に組する人たちの間に、同じ人の障害を、べつべつに診察・治療するという、「東西の壁」が高く聳えていることである。

話がやや混迷に立ち至り、筆者の頭では纏めきれない。ここで、当初の症状、症候群に戻り、DSM峰に登攀すべくその麓にたってみよう。ご承知のごとく、そのⅢ版において、Ⅰ、Ⅱ、Ⅲ軸に診断評価を置いた。そしてである。Ⅳ、Ⅴ軸に、心理社会的なストレスの強さ、そして全体的機能という、いわば障害概念ともいうべき項目をにぎにぎしく付加した。心因とは明記されていない。心因は主観的で解りにくい。ストレスというナウな表現で心理的と表現し、そして社会的を添えて、心身一体、全体を総合しようというわけであろう。筆者などは、ずいぶんこれで楽になった。長年悩んだことに触れなくてもよろしいと言われたようなものである。

そしてである。ＤＳＭ‐Ⅳ版では、いつか俎上にのると予想していた、器質性、機能性用語の廃止ときたのである。かのドイツでは、精神病は身体病であり、たとえいまだ明らかではないが、脳病であり、器質障害が進行する身体病であるとされてきた。一方、大方の立場にたてば、精神分裂病は代表的な機能性疾患であり、微細なものも含めて、明らかな脳器質病変を認めないものであった。従って、近時、長足の進歩を遂げている画像が、分裂病になにか器質病変を映し出し、内因・機能にアッパーを放っている。いかが展開するのであろうか。ＤＳＭ擁護の立場から、はやく、少なくとも、一〇年位は固定したものであって欲しいが、おかしいところはまあ早く改訂するというのがアメリカ流なのであろう。ただ一言、新しい機器の映し出す、こうした影が、かつてのあの〝Schattenlehre〟、どう訳出されていたのか、考えてみるとよく思い出せないが、ともかくそれのごとく、分裂病自体にはなんの関係もなかったと、近い将来、簡単に抹殺されないよう祈りたい。

さて、こうした紆余曲折ははたして科学的進歩としてそのまま受けとめていいのか。クレペリン先生の取り纏めは時代おくれなのか。一部では、分裂病解明に近時長足の進歩がみられ、いかにも早発性痴呆は葬り去られたかのように言う学者がある。現在過去未来、唄の文句ではないが、どうも筆者などには、クレペリンvs現代は、クレペリン大先生に対して fair でないように思われる。

申すまでもない。時代の経過、精神病院のアメニティの向上、精神保健機構の改善もさることながら、薬の登場である。一九五〇年を境とするラボリ・ドレイの先駆に始まる生体防御機構へのクロールプロマジンの導入。ハロペリドール、リスペリドン、クロザピン、etc. が、それまでのいわば自然史を大修飾し、比較とか、間違いだった、などの世界ではなくなった。このような時代的背景は理論を進める上で、もはや無視出来ない前提であり、素因、発達、学習、形成を大きく左右する因子であり、病因解明にしびれを来したロボット人間の作成と言ってもおかしくはない。従って、時代の変遷に伴う病状変化もあろうが、それよりも、再発、慢性化、はたまた陰性症状や欠陥状態まで、すべての種々相が薬物の影響なくして語れなくなっている。病型さえ変化させるのではないかと思われるほどである。明らかに幻覚・妄想で発症したひとが、後年まぎれもなく躁鬱病相を繰り返し、その間、けっしてかつての非定型病像のそれではないといった展開は、筆者のような教育を受けた者にはどうも納得のいかないところである。

今回の結論でもあるが、どうも精神医学には疾患単位の明確なものはもともと存在せず、症候群の部分変化が継続していくのではないのか。まさしく、単一精神病論に近いものである。もともと、精神障害は、疾病、疾患概念ではなく、臨床症状・行動であると教えられてきたではないか。そういう一面も、いま、あらためて思い返す必要がある。

抗精神病薬の開発は、そのターゲットを臨床的には、やむなく、あいまいな疾患単位に当てはめて人に用いてきた。その結果、使用を許されてのち、現行の別の疾患単位にも有用であると判明していく。当然かもしれない。疾患単位などあいまいだからである。

合理的選択として推奨されている薬のターゲットも症状や状態であり、疾患単位に該当するのは保健行政上の約束に過ぎない。

少々昔の引用で恐縮だが、すでに、ドイツはかのホッヘ教授は一九一二年、内因性、機能性精神病の疾患単位説を、身体医学をモデルとしたもともと不可能な学説と喝破し、これは幻影であり、「濁った液体を次々に別の容器に入れて透明にしようとする、結実するはずのない試み」と断じた。その当時から、一定の症状群の反応諸形式の存在であり、疾病ではないと、クレペリン分類に切り込んでいる。

精神医学はなおいわば輪廻のなかにさまよい、学説は生まれ、そして死に、いや、再度別の世界に生まれ迷うのかもしれない。

今、現実は、誰にも容認されるような目の前の「状態」把握をせよと教えているに過ぎない。われら足元はなお砂上にあるもどかしさを禁じえない。

治療者迷妄

精神分裂病に対する薬物療法では、あまり声高く多剤併用を戒める声を聞かない。対象が難治性で一剤では事足りず、つぎつぎと、いわばこれでもか、これでもかと、アド・オンされていくようである。これは科学的に容認されるのであろうか。なにか他人事のような言い方になってしまったが、長い間こころのなかで、鬱積している疑問のひとつである。ある薬剤が選択されたら、その薬剤の許される上限（そんなものがあるのかどうか）までせまり、精神療法下、副作用に留意するは当然のこと、かくて有効無効を判断する、などはあまりしてこなかったように思う。

多数の薬剤のあるなか、概して医師になりたてのときにインプットされた薬剤が、どうも頭を離れず、クロールプロマジン時代、ハロペリドール時代などなど、使われるその医師の薬剤の頻度をみれば、医師の卒業年度が類推できようかというものである。それならそれで一番なじみのある薬剤に徹してがんばってみてもよいのではないかということになろう。今だに、初期のフェノチアジン、マイナーのベンゾジアゼピンを十分凌駕する薬剤があまたあるわけではない。

所詮なにかコマーシャルに乗りっぱなしという低落ぶりでなさけないが、それなら一剤でも多量を使用すればよいことになる。

さて、話を元に戻そう。ある薬剤が無効と判断されたとき、どうしてその薬剤を切り、他に向かわないのであろうか。いや自分がどうしてそうしなかったのであろうかと思う。くすりを急にやめた時の効果、withdrawal effect を恐れたか、それはなかったと思う。かくして先薬を残したまま前進。そして多剤という茂みに迷いこんでいく。

もしそういう単剤徹底使用をもっとやっていれば、近頃はやりの適剤とか、ひいてはコンピューター用語のアルゴリズムなどの流行に便乗しないでも、事はもっとはやく解明されていたかもしれない。それこそ、また、はやりの経験事実に基づいたevidence-basedとかも、薬剤効果に関しては早くから軌道に乗っていたかもしれない。今、四剤、五剤になってしまっては、なにがなんだかわからなくなってしまっている。自分がひとりで二、三〇年診ている患者なら、多少ともターゲットと適剤の感得はしうるであろう。そうだからといって、とてもevidence-basedなどとはいえまい。ともかく、実際の臨床と学者の言うことの距離は遠い。

願わくは、これまでに確かめられている事実を基に、ターゲットを定め、粘り強く、強力な精神的支持を与えながら、少なくとも一定期間はその薬剤で対していきたいものである。

長期入院患者をみていてつくづく思うことは、入院という環境を維持するかぎり、治療用量よりも、あくまで患者への接触の良悪のほうがはるかに重要であり、残って痛ましいのは非可逆性の副作用である。ある地点に至れば、不必要な薬剤をなんとか納得の上で減量してあげたいと思わないだろうか。悲しいかな、減量は必ずしも患者に容認されるとは限らない。どんなに説明しても、事柄が難解であり、存在分析的考慮を迫られ引き下がらざるをえないことのほうが多いのではなかろうか。もともと増悪の時期をうまく切り抜ければ、薬剤は数、用量ともに、適当なものがあった筈である。てんかん治療の場合もそうであるが、新しい薬剤の登場、主治医の交替、非合理的な併用効果の過信、出来高協力などなど、言わずもがな、陥る先は見えている。引き下がることは容易ではない。あのはげしい腸管の弛緩性麻痺ひとつをとっても安易に終始したわれわれの責任は重い。

最近の八木剛平氏らの報告（一九九九）をみると、入院・通院いずれの治療例においても、改善時における抗精神病薬の平均用量は、ハロペリドール換算、2≦4㎎／日であった。そして、近年の用量・反応相関研究、および線条体D_2受容体占拠率と臨床反応との相関研究が報告した最少有効量と、ほとんど完全に一致したという。とくに入院治療例において、高力価の定型薬は回復促進効果が優れていたが、4㎎／日以上の投与量では錐体外路系副作用が頻発したという。そうだからといって安易な減量は危険であろう。ある患者を想定した場合、少なくとも現状においては、偏異安定ともいえる状態にあり、薬剤負荷に耐え、薬剤服用は入院継続を首肯する証であると言える。へたな減量は拒絶される。そういう患者諸氏のほうが多い。「出口なき自由」の章（一〇〇頁）で、筆者はこうした慢性病棟の小社会構造に触れた。なんらかの変化が見られたとき、時折見られる病状悪化、不定愁訴への対処の一番安易なことは、臨時投薬をその都度行うことであろう。しかし、この種の病状変化はほとんど神経症まがいの症状であり、面接、支持などの対応でもとに戻ることが多い。ここで、薬を上乗せする気持ちに、筆者はいつも強い躊躇を覚える。かといって、長年の習慣か、名指しの薬剤を請求され、問診などはけっこうという表情にでくわすことも少なくない。しかし、これ以上の薬剤負荷を与えたくない。

かくして、ＳＬ乳糖、つまり、プラシーボウを多用し、観察が間違いなかったことをいつも確認している。プラシーボウは偽薬ではなく、気休め薬として、決して騙したわけじゃないと、内心詫びながら処方を重ねてきた。患者を満足させ、喜ばせるとまではいえないまでも、本来の意味を表した〝I shall please〟を十分にみたすものと思ってきた。そして、看護者サイドも症状把握に経験を深め、薬媒介にかまけることなく、本来の対応、接触に時間をかける必要を認識するのを少なからず見てきた。ここで重要なことは、患者の薬の要求が、多分に依存に根ざしたものであっても、病状悪化というよりは、環境由来の神経症性症状がほとんどであり、その訴えを蔑視してはならないということをもう一度強調しておかなければならない。プラシーボウ使用は、この場合やや現状回避的かもしれず、高い倫理性が要求されて当然である。ただ筆者の心性にはこれ以上の薬量を要求しないで欲しいという思いがとみに募るのを禁じがたい昨今なのである。この薬は、実はダミーであったと、すぐに、あるいは、ややあってか、患者に告げるべきであろうか。どうもそうすべきであるような気がする。そして、この体験を生かして陽性に肯定させるような精神療法を重ねるべきであろう。

しかし、目下のところ、患者の予後が保証されていない以上、その都度適応を考慮しながら使用するままにし、心理学的な満足の様子を確かめるにとどめている。これまで、もちろんプラシーボウが無効であったことも、有効であった以上に多いかもしれない。患者が常時服用している眠剤でどうも眠れないときに与えられたプラシーボウで、状態が悪化することはなく、無効であるにすぎないから、その点プラシーボウのもつ側面をそれほど考慮しなくてもよい。もともとの意味である患者への安心感、満足がその都度確かめられればよいことにしている。そして、いつも危惧している薬剤侵襲が重ならないことに、治療者のほうにも、心理学的効果がフィードバックされるということにもなるわけである。

中野重行氏も以前、心身症や神経症に補助手段としてこれを用いる場合、治療目的上、プラシーボウのことは、すぐには知らせないでよく、決してネガティブイメイジ negative image のものではないと書いている。

今回問題にしたのは、病棟内人間関係などに由来する精神分裂病者の神経症症状、依存、心身症状態などに対するものであった。ことは単にプラシーボウということではなく、むしろ、分裂病の症候学の変貌を背景にしているものかもしれない。

仮説再考——F・ヘンリーのこと

「脳と精神の医学」という雑誌に連載されていた「仮説再考」コーナーが、リターンマッチ精神医学として、野村総一郎氏の手でまとめられ上梓された。本稿もいわば自分の体験を振り返り、つまり、レトロスペクティブな懐古談でもある。多くの仮説の中であくせくしてきた手前、おおいに触発された。そのなかに、当然というか、F・ヘンリーが登場する。例のてんかんにおける、焦点側と精神症状の相違に関する仮説である。F・ヘンリーが、精神病と側頭葉てんかん〝Psychosis and temporal lobe epilepsy〟を世界誌 Epilepsia に発表したのは、一九六九年で、当時筆者はアメリカにいたが、その時この論文をどう感じたのか、どうしても思い出すことができずはがゆい。この問題を考えるようになったのは、その後大分経ってからで、州立ワシントン大学の神経心理学者、C．B．ドットリールと知己を得たころからである。彼が、明晰な観察と洞察からこの左右理論に批判的であったことから、なんとなく自分の中に抱いてきた疑問をしっかり把握できたからである。

さてさて、この問題を考えるうえでは、どうしてももっとさかのぼって、精神病、とりわけ、精神分裂病とてんかんなる主題を十分ふまえておく要がある。どう整理していったらよろしいか。

アメリカのてんかん財団Epilepsy Foundation of America（EFA）は、次のようにまとめている。

まず、てんかんと分裂病との間には三つの関係が想定される。つまり、両者が生物学的に近縁である。いや、相反するものである。そして、両者の結びつきは、あったとしても、全く偶然に過ぎない、という（デヴィドソン&バグレイ、一九六九）。この考えをふまえて、さらに続く。てんかん発作の間歇期にみられる分裂病に似た状態は、普通予想される発現率を越えて多い。次に、てんかんは、通常、脳の器質損傷により、とりわけ、側頭葉が多く、この損傷そのものが、また、精神病をもたらしてくる。この精神病状態は、真の分裂病とは異なったものではあるが、性格、精神病理、予後などとの関係においてそれほどはっきりした違いはない。もうひとつ異なった挿間性のてんかん精神病がみられるが、これらは、治療薬の如何によったり、また脳波が示すように発作を抑制してしまうからである、という。

結局、側頭葉てんかんと分裂病を含む精神障害との結びつきは、ひとつには、側頭葉てんかんと一般の他のてんかんとの間に心理テスト上区別がつかなかったこと、年齢が長ずるにつれて、両者の発現率が一致して上昇することの二点にその関係を求めることができる。なにかすこし錯綜するところ大ではあるが、そういうところかもしれない。もうすこし、すっきりしないままに今日にいたっているというわけである。ともかく、側頭葉てんかんに精神病状態が、長ずるにつれて多くなるという程度にとどめて先に進みたい。そして、この中にかのＦ・ヘンリー先生がきわめて魅力的な発表をすることになる。しかも、かなりあいまいなこの世界に脳の側性を云々しようというのである。

F・ヘンリーは、まとめていえば、精神分裂病像をもち、慢性に経過するものは、左側に焦点をもつものが多く、つまり優位半球に。一方、挿間性で躁うつ病的な病像をもつものは、右側に焦点をもつものが多いと言った。つまり、暗に思考過程の異常をもつものは左、感情障害の強いほうは右と、時の脳の側性に符号する新説であった。以来、なにかわかったような発現があちこちで聞かれるようになった次第である。

一九六〇年代、われわれはなお脳波全盛のなかにあり、連日所見台に脳波記録をめくって、ああでもない、こうでもないと、言いあっていた。とりわけ、側頭葉焦点がよく登場し、そのきれいな表出には、とりわけ感動すら覚えていた記憶がある。しかも、ささやかではあったが、経時的な角度から焦点側の移動や、その側性のあいまいさ等について発表もした。その延長に画期的ともとれるF・ヘンリーの登場であった。当時すぐには、私たちの経験に照らしあわせ、そんなきれいな話はないよ、とまでは思わなかったように記憶している。その疑問というか、はっきりいって、否定的思いは、その後、時の経過とともに大きくなっていったように思う。

そして、先にふれたC．B．ドットリールとの交流から、彼の否定的なまとめを援用して、いろいろの機会にこの問題にふれてきた。

要は、F・ヘンリーの症例群に偏りがあり、確かにそのような症例は存在するが、とても一律にはいかず、それらしいが、果たして両者の、つまり、焦点の発作発射と精神病発現の間に密接な関係が存在したのかどうかも、とても証明できるような主題ではない。通常のてんかんをもつ人たちよりも、精神障害をもつてんかんの人たちを対象としている点が、まず問題である。また、いわゆる精神運動発作と側頭葉発作が同一化されている。精神運動発作をもつてんかんは、恐らく半分以上に達するし、逆に側頭葉てんかんのうち、精神運動発作をもたない場合も少なくない。

度重なる経時的脳波記録を行った自分の症例においても、左、そして、右と、焦点は移動したし、両側としか判断できないことも多く、どちらかが優勢というようなことのほうが多かった。時に、これらの症例が精神病的になることがあったが、ご存じのように、むしろ発作波は抑制されていて、焦点性など全く示さなかったことのほうが多いという具合である。

まだまだ多くの反論を用意しうるであろう。思うに、いかに長きにわたって、てんかんが精神病と近縁のものとして見られてきたかということである。確かに両者とも脳の病気という点においては同じであり、ここでむきになって、精神分裂病は心の病気であり、てんかんは脳病であるなどというつもりはない。

仮に、今、心因論者になりきったとしても、背景にてんかんという病態があれば、対社会、対人関係において、通常の対応をしていくことになんらかの制限が加わっていることを否定しえないであろう。てんかんが生理学的に刺激と抑制の理論背景をもち、今ひとつよく解っていない周期性の起伏をも有し、過同期にいたる過程に、徐々にではあるが、物質の動きが見えかけている。それに反し、精神病は今もなお全てを一括する単一精神病すら復活のきざしさえある昨今である。同じ脳病とはいえ、もうこの辺りで、発作関連性精神症状にひとつをまとめ、間歇期のものは、てんかんをもつ人にみられた精神病状態にとどめるべきではなかろうか。

てんかん性の「性」を限定していきたいものである。

憑依の変遷

イヌガミは四国、九州、中国に伝わる俗信である。古く「犬神をもちたる人だれにても　にくし　ともおもえば　件の犬神たちまち　つきて　心身惧乱して病をうけ　もしくは死する」などとある。これが、俗信「憑依（ひょうい）現象」を意味していることは周知のところである。

憑依はなにかその人に乗り移って、いわば〝とりつく〟ということである。Dog posession と英語表現されている。日常的にも現今、ついているは、なにも故事にかぎらず使用され、「今日はついていた」「どうも最近ついていないなー」など、若い人たちの間でかわされる汎用用語といってよい。今回は衰退していく犬神俗信のなかで、身近にやや現代風に表出された臨床例から、ある教訓というか、精神科治療の有効性と限界について示唆をえた。ありふれた例証であるが、お聞き願いいたい。

古来、日本には種々の憑依現象がみられている。そのうち、四国で有名なのが犬神である。イヌガミは、もとよりほんものの犬そのものではない。動物として、科学的検討に価する生きものではない。いわば漠然とした小動物と思ってよい。つまり明確な形を与えられたものでもなく、その生態は明らかではないといった大真面目な論議の対象になるようなものでもない。古色蒼然の俗信そのものである。したがってというべきか、神がかりのこの小動物に問題の中心があるわけではなく、もとより人にかかわることであり、つまり「すりかえ」である。結論的になるが、人間生活の破綻、ひずみ、いわばストレス、イベントに際し、その解決に苦慮するなか、ことはその件の「イヌガミ」の故であるという転嫁である。苦しみからの、よるべなき逃避ということもできようか。つまり、一種の現実逃避の機制をみることになる。不治と思う病がその例証として適当である。どうして治らないのか、どうしてこの苦しみから脱出できないのか、そうだ、きっとイヌガミが憑いている、そういう思考過程である。

さて、具体的に症例を述べてみる。初老期の女の人である。生来概して健康。数カ月前から、なんとなく元気がでず、朝起きだして来ない。食欲がないという。眠れない、などに悩んでいた。すすめられ、地方のK病院を受診、投薬をうけたが、なかなか回復しない。先生からは、うつ状態で、更年期障害のようなものだと説明をうけていたが、本人は納得している風でもなく、よくならないことをしきりに気にする毎日であった。そのうち、神仏にたよるようになり、オコモリ、つまり参籠に入ったという。その間、死んだほうがましだとかいい自殺企図もあった。そうこう呻吟するうちに、ある日、通行中、その村で「筋」として知られている近所のしっかり者の婦人に、通りすがりじろりとにらまれた。その時、ハッとして、自分の病気の原因はイヌガミ憑きのためだと霊感を受けた。以来、その筋の婦人とそっくりの声色で、自分に命令口調でいい、それに対して、本来の自分の声に戻って返事をするという、短時間のいわゆるトランス、人格変換を来した。K病院の外来受診中も一時、〝Hさん殺せ、Hさん殺せ〟と奇妙な仕草、振る舞いを見せている。以上が症例のあらましである。

憑物と民族社会については多くの研究があるが、ここで重要なことは、病気の説明体系と憑依であり、精神病、あるいは心因反応の表出様式がわれわれには問題になる。精神医学が文化、社会生活と無縁でないかぎり、時代による憑依の病態の変化に注目しなければなるまい。衰退していく憑依現象と一応みられるが、しかし、それは見せ掛けの否定であり、迷信信仰の軽蔑への迎合とみられるところも少なくない。苦しい時の神頼みは今も脈々と生きており、大の男の集団がそろって神社仏閣にツキを求めている姿は、それほど珍しくはない。

ここでもう一度、今回問題にしたイヌガミ憑依にもどって二、三のことがらに触れておきたい。衰退するとか、もはやばかげた俗信と一蹴してもよい。それはそれでかまわない。しかし一見平穏な村落に、まさに生きていた「筋」の家系の出現であった。そして、脈々なのか、陰に陽に出没していて知らなかったのか、ともかく、ものの本の通り眼前に、トランスとか短期人格変換という精神病理の表出を見た。一度、若い頃、郷里に近い病院にいたころ、狐の振る舞いをして診察室に入ってきた患者さんのことが思い出されるが、その頃は十分症例とその背景を掘り下げる余裕がなかった。一方「筋」のほうはどうか。今でも隠然と継承されているのであろうか。筋は忌むべき家系として位置づけられてきたといわれる。

一般に、古い時代の村落には、より古い、いわば旧家があり、神社、仏閣を近隣に、そして周囲に村落がひろがり、新参者は辺遠に位置した。いつかどこかで、もしなにかの拍子で、出世・成功が起き、富裕の家が出現したとする。その家は無視できないが、頭を持ち上げられても困る。その成功者は富を一方に引き寄せただけの、いわば日常的でない幸運を背負っただけで、近隣を犠牲にして得た富である。しるしを打って区別しなければならない。スチグマの誕生である。民族学はこのように教えている。その「筋」の家系こそ、陰にイヌを使う忌むべき家筋であるとの烙印をして区別したわけである。病気になった、治らない、かって人々はなにかが障っていると考えた。超自然的力や影響を思わざるをえなかった。当然かもしれない。今でもすこしも変わってはいないと嘆息する向きもあるかもしれない。病気の原因については、昔でもそれらしい一応の説明は巷間にあったと思われるが、結局なにも説明されていなかった。しかし、そうだからといって、はたして現今十分説得性をもって、病気の説明がなされているだろうか。十分な説明、告知という今の命題にしてもそうであるが、これらは医師の側の行為として医師自身が納得しているだけではないのかと言わざるをえないこともままあろうかと言っておきたい。

元に戻って、四国などに伝わるイヌガミ憑依は、今の例はさておいて、確実にその姿をみなくなっていると言うことはできよう。当然ながら、科学の進歩、文明の発達、文化の浸透から、これを迷信としてかたづけることにもはやためらいを持たないであろう。農村落はもはや閉鎖的な共同体ではない。子は家を離れ、親を捨てる。俗信の伝承も薄い。過疎化によって、村落の形は変容した。憑依ももう稀な事象である。一方、また変わらないこと、変わらないもののあることも事実のように思われる。今回の憑依の症例から、期せずして多くの教訓を学んだ。変わったと結論づける矢先に変わってはいないと思わざるをえない事象が出現する。変わらないと思っている事柄から、いつのまにかとり残されてしまっている。憑依は消滅しようとしているが、形や構造を変えた憑依がすでに進行している、ということになるのであろう。ひとは、変わらないことに安寧を憶え、変わることに不安を抱く。しかし、変わるものを鋭くみることによって、変わらないものがよく見えてくるのではなかろうか。

精神医学の方に戻って、最後にすこし診断的なことになるが、このような症例には付加的というか、同時にふたつの状態を併記しなければならない。当初、自律神経症状や身体症状を背景に、初老期うつ病の先行が思考された。これが容易に経過しなかったために、憑依という古風な説明がもとめられ、人格変換のエピソードを続発させた。この続発をうつ病の一部症状として見るにしては、例えば悪いが、同じ枝に別の花が同時に咲いたようで、どうもそぐわない気がする。ともかく、病態について、重なりや変遷に貴重な示唆を得た症例であった。

予後に立ち向かった人たち

疾患の自然推移ともいえる「予後」のことだが、いまはまさしく人為的というか、治療によって、いい方向に進んだり、進まなかったりで、いわば歪められた転帰とでもいうような経過を辿ることがままみられるのではなかろうか。しかし、予後は平均的占いだろうから、そこから逸脱するのは古今東西、今も昔も変わらないのかもしれない。とはいうものの、自分の予測とは裏腹に、意外な進行をみて、一喜一憂するのが臨床の実際である。

若い頃は、分裂病は予後が悪く、次第に増悪の一途を辿る、そんなに熱心になっても結果は同じよと、病棟詰め所で腕組み嘆息していた。まあ、所詮回転ドアに油をさしておく程度かといった類であった。自戒、反省を強いられるところである。

先進科学理論についていけないせいか、最近では、精神分裂病たりとも、特別に病的な、器質的、機能的ということも含めて、さしたる進行性の変化があるわけではなく、どちらにでも転ぶ、そういう可逆性の流体のようなものではないかと、自分流に解釈している。

一度形成された神経回路はなかなか脱感作されない。遮断機のある踏み切りで大きい事故を惹き起こした青年は、数年間にわたって、踏み切りに近づく度に鳴ってもいない警報を耳にする。

幼児、口うるさい母親から、だれかが見ているかもしれない、はやくカーテンを閉めなさいといわれ続けて成長した青年は、いつも隣家の挙動を気にしている。本当に小さな違反なのだが、すでに人に知られていると、家を出られない青年。いずれも、少しでも高じれば危険である。神経回路がかっちり固まれば始末が悪い。早々簡単に拭い去れない刻印となる。悪いほうに転べば真性のものになりかねない。

りっぱな陽性症状を披露する三〇歳過ぎの、裕福な家庭の主婦に、予後不良を主人に話し、温かく見守ること、格別の人生設計を考慮されたしなど、諄々と説いた。欠陥状態が残った。数年が経過した。再燃、悪化の可能性を何度も主人に警戒させた。どのようにされたのか詳細は明らかではない。が、すでに二〇年になり、良いほうに向かい、微笑み、からだの動き、言葉になめらかさが出現しほとんど寛解。自宅にあってのことである。なにもめずらしいことではないのだが、この場合、最も有効な治療結果はその主人の特別配慮であり、医師、ハロペリドールのいずれでもなかったように思うことをここに述べたい。詳細にはできないが、その主人の愛であり、その技術であったとだけにする。言いたいことは、クレペリン先生の意に反して、生物学的予後不良とはならず、家族力動がその進路を断ったということである。多少の観念連合の弛緩があるが、そんなことはどうでもよい。家族は幸せであり、夫人の料理に満足している。

長期入院の、いわば出口なき、しかし、解放にあって自由な患者さんをみていると、自然悪化という例はほとんどない。なんらかの、些細なできごとや、周囲の喧騒等によって以前の病像をみせてくれる場合が多い。

アルコール症、六八歳の好人物は、頼りにしている兄を怒らせ、そのせいで、二〇年前の、同じような揶揄中傷の幻聴体験を一カ月間にわたって述べた。

緩やかな感情起伏に終始する初老の男性も、病棟内勢力争いの先頭にたち、思うにまかせず、以前の非定型像の周期的変動を増強させた。そういった人たちをみていると、自然進行性とでもいうような経過がとても主役ではなく、周りが、スタッフが、悪役の主人公ではないのかという気がしてならない。

誤診という文字が今脳裏に浮かんだが、その時の状態像にとどめて、確定的な診断をしてはいけないのではと、つくづく思う。同じような年齢で、ある疾患の要件を、ある一定の期間示したとしても、その経過は異なり、周囲のあり方によって、良くも悪くもなりうるのであろう。しかし、DSM診断は悪くはない。教授の誤診を防ぐ新機軸ではある。脳波がめちゃくちゃな少女にシルダー氏病かもしれないと、もちろんその他の症状も含めて診断があり、のちにその子は成長しりっぱな大学に入学していたというようなことがあった。難病ではあるが稀に回復することもある、と書かれてはあるものの当事者は内心おだやかではなかろう。

郵便局に勤めていた中年の夫人はいつとはなく訪れる妄想気分から、短い周期、ふさぎこみ、ものを言わず、表情も失われ、寝込んでしまう。家族はこの結末をよく知っており、病院にも来ない。やがて、いつとはなくいつもの夫人が執務しているのをみる。

初老の元女教師は、秋になると、かなり典型的なうつ病像を繰り返す。家族はいつも、彼女が全速力で走るものだからと、秋が来ると、割りきっており、何もさせず、役割を免除する。うつ病の人だから、わるいわるいと自分を責めながらも、いつものことと思い家族に従う。こうした繰り返しに、勿論かかわりをもってはきたが、治療者の主役は家族だった。いつとはなく例年の秋の訪れは顕著ではなくなり、毎年丁寧な年賀状が届く。

苦い時に感じたり、さわりの文言を植え付けられると、なかなかこれを是正しあたわず、つくづく教育は大切なものだと今になって思う次第。講義にしても、臨床場面にしても、いやいや実生活においても、はっとしたり、ずばりと心にかかる言葉、場面は、ボケてくる頭脳でもなお生き生きとよみがえる感がする。精神科医を志し、その第一日、あの異臭と荒廃した人たちの集団にぎょっとし、果たしていつまで勤まるかと嘆息したことを、昨日のことのように思い出している。治らない病気を相手にするという、あの思いがあまりにも強くおおいかぶさり、引きずってきた。しかし、早発性痴呆といえども、丸い流体ではないのか、そう、傷つきやすい、susceptibleな方向の定まらない脳である。どちらに転ぶかわからない。神経可塑性という表現がある。この言葉はよくないと思う。可塑は、粘土、プラスチックなど、強い力が加わって形が変わってしまい、もとに戻らない性質をいう。これは古い用語と同じことで、それらしく格好をつけただけではないのか。

さてさて、精神異常は、脳内ドーパミン系異常機能も量的な差にすぎず、それに基づく言動を社会枠が干渉制御するということではないのか、と問いただしたい気持ちも湧いてくる。この世に生を受け、日数とともに積み重なる記憶、感覚、情緒、そしてこれら統合の失敗、障害なのであろう。どこかで固定し、あるいは発展行きすぎという事態に立ち至る世界なのであろうか。

出口なき自由

入院日数の減少が強く叫ばれている。特に、精神病院の長期にわたる入院は、今に始まったことではない。回転ドア入退院の影で、多くの人たちが、それこそ、その病院開設以来という年月にわたって定住しているのもその一例である。仙波恒雄千葉病院院長の資料を見ると、在院期間二〇年以上の患者数は四万人に近い。しかも、長期だからといって必ずしも病状が重いわけではなく、三カ月未満の人たちの病状の重さ分布と同じように重症もあれば、軽症もあり、なかには寛解しているものもある。この辺は精神科独特の世界であり、一般には解りにくいところかもしれない。強いてこれを理解するためには、精神病や異常性が、ほかの科と異なり、きわめて社会的、文化的背景をより多くもつからであるといえばよかろうか。

戦後、国は精神障害者諸施設の建設、改善を怠り、一般病院の拡充に便乗してその責任を回避してきた。今、その付けをもろにかぶり、医療費削減にやっきになっている。幸なるかな、老年人口の増加にともなう医療福祉の対策から、医療と福祉を分離する経済上の構築を行い、これを、痴呆や精神障害のほうにも援用して、堂々と国費節減を強制している。今になって長期入院があたかも人道に反するかのようにいわれても、事は経済政策から派生したことであり、第一線の治療家は手をこまねいて立ち止まらざるをえない。すでに戦後の医療は世の変動とともに深く浸透してきており、精神病院もその例外ではけっしてなく、社会変動との軋轢に早くから悩んできている。

障害者の最も頼りとする「家族」は崩壊し、「親」はいずこかに押しやられ、兄弟それぞれの核家族はその門を閉じて固い。精神分裂病が予後不良、いわば不治の病といわれながら、一方それにおかまいなく、理論背景もあいまいなまま、薬物がその進行を阻止し、院内寛解を多数つくり出している。しかし、薬物以外のいわば病院環境そのものが病気の進行をくい止めていると感じざるをえない例も多い。分裂病が症候群に類し異種性を多分に有するからであろう。さて、良くならないのならいざしらず、良くなっている人たちがどうして院内にとどまっているのか、という事態は誤解をまねくし、現実的、社会的に今検討を迫られている。

ここで注意しなければならないことは、院内で寛解していても、とても社会的には適応できまいという医師の悲観的見通しのあることである。だからほんとうには良くないということもできる。精神障害とはそういうものである。この事実をふまえて社会への門を開いていかなければならない。つまり、長期入院者もここで新たに回転ドア組に組み込まれることになる。そういう可能性が大きい。

今回は、どうして退院がむずかしいかについては、これ以上触れない。多くの専門家や病院関係者がこれまでに枚挙にいとまなく論じてきているから。私は、したがってここでは、内から外への方向性ではなく、内から内へ、つまり内部事情について若干触れたいと思う。しかし、誤解されては困るが、病院の実態ではあるが、患者自体に関する人間関係からみた病棟構造についてその観察を述べたいだけで、病院のあり方等については今は問わないことにする。今回私の意図するところではない。

この病棟構造は退院という方向性に対して、非常に密接な関係をもっている。正確には、病棟の社会構造ということになる。この種の報告や研究は意外に少ない。ご記憶の方もあろうか、岩波の『精神の科学』別巻に、笠原嘉教授がW・コーディル他著の『精神病棟の社会構造』を訳出されているが、非常に意味深く参考に値する。一九三〇年、一九四〇年代には精神病棟の社会構造に関する一連の研究があった。その内容については筆者にはよく解らないが、その頃からすでに半世紀を過ぎ、病棟も治療態勢も、そしてそこにもたらされた小社会構造も大きく変化しているに違いない。

今ひとつのモデルとして、一般社会へ最も近く、ここ何年間、病状は安定し、薬量も固定している一病棟単位を想定していただきたい。やはり、分裂病が多い。感情障害で入院したが、今は分裂病の人とほとんど変わりないもの、精神遅滞を基礎にするもの、アルコール関係、性格障害などが構成をなしている病棟を想定していただきたい。ここでは、すでに、いわば町内会めいた自治組織で相互に種々の約束ごとや規則があり、治療者の容易に踏みこめない社会ができあがっている。一日の集団行事、小集団行事、レクリエーション、外出、散歩の区別など、細かく決められている。起床、就寝などはほとんど自由で、他のさまたげにならなければよい。もちろん、通信、電話も自由。消灯時間なども決まってはいるが、特別と主張されるテレビの番組などは、深夜になるまで見ることができる。〝QOL〟などの小友好クラブもあり、その他、文化的教養番組などに参加することができる。月に何回かは病院内ホールでビデオ上映会があり、往年の名画、今評判のシリーズに接することもできる。大きな楽しみのひとつは月に何度かの外出で、有名デパートに出向くものもあり、美容院で整髪をするものもある。このようないわば小社会はひとつの自治体をなしており、一般社会の文化を背景として、成員相互の関係を樹立していく構造となっている。さもなければ阻害という有形無形の困った立場に追い込まれる。そこには、したがって、やや口外を憚るところであるが、良くいえばリーダー、分かりやすくいえばボスの誕生にいたっている。この権威者がひとりであればよろしいが、しばしば対抗者が存在し、陽性、陰性の軋轢が生じる。集団行事の際に示威的な取り仕切りのもと、グループ化があからさまに見られる。日常の相互の贈答、返礼なども食品に限らず、衣類で行われることもある。さらに細かい状況は紙面の都合で割愛する。

さてこのような病棟の社会構造はなにを意味するのであろうか。一言でいうと、地域化が病院内に生まれているということになる。病院から地域へのスローガンが空念仏となる間に、内部でいつの間にか、大げさだが、文化人類学のいうような社会構造が見られるということになる。皮肉なことに、病院のアメニティの著しい改善は一般社会の水準以上に達し、抑圧、制限の解除はかつて存在した自由への脱出意欲を鈍らせている。家族に恃む心待ちが虚しいことはよく知るところである。病院周辺の諸施設は病院自体となんら変わるものではなく、病棟自体より劣悪なものが多い。

先にふれたW・コーディルの報告は、病棟構造の単なる治療者の観察ではなく、体験入院というういわば潜入してのものであった。私が述べているのはひとつの皮相的な観察に過ぎない。最も肝心な成員の心理状況にはまったく触れていない。ここでの治療スタッフは集団治療的に取り巻き、医師は管理医に相当し、せいぜい日々の神経症症状に対処し、成員内部のこころの方向性を計りかね、いわば隔絶された社会構造の前にたたずんでいるのを見るということである。

最初に戻り、精神病院を取り巻く経済事情、人権問題、学問の進歩の影で、一病棟単位の文化形態が年輪を重ねている事実は、出口なき自由のもたらした小社会構造の進展ではなかろうか。

本邦初例

臨床では、症例報告が大きな仕事のひとつである。基礎研究も重要であるが、諸病に悩む病める人から教えられ、発展した分野は枚挙にいとまがない。真に新しいことすら、この方向に沿って解明されたものも少なくない。

症例報告の中でも、今回はきわめつきというか、まったくの幸運というか、ちょっと経験できないような機会に恵まれたことに、どうしても触れておきたいと思う。これは自分にとって、その後の自分史をつくり、大げさだが、一生の仕事になってしまったほどのことになったものでもある。

昭和四〇年頃、私は教室で脳波検査を担当し、積極的にやっていたと言わせて欲しい。当時、三四歳の婦人の患者さんがいて、その方の「ある時」の特別な状態の脳波をとるように指示があり、かつ自分でもある予測をしていた。「きっと何か出る」（珍しい発見という意味で）と思って妙な期待をしていたのを今もはっきりと思い起こすことができる。その主人にあたる方の報告によると、こうである。つまり、その婦人は、大体一カ月に一回位、一両日続く、「わけのわからん」ような状態になり、「ぼけてしまう」というのである。どういうふうに？「いやいや、ちょっと言い難いが、具体的に言うと、朝、一応目をさます。あっ始まったなということがわかる」と言われる。放っておくと、じっとフトンに寝ているが、促すと起きる。動作はまとまらない。トイレに入るのは入る。しかし、出てこない。覗いてみると衣服のボタンをいじくったり、行為が進まない。促すと用便をたすことはできる。連れ戻すと、また、目的もなく、突っ立っていたりする。促すと食べるが、口の中に食べ物をため、じっとしている。再度、促すと飲み込む。まあ、こういったことを終日続ける、ということであった。まず、意識の障害が疑われると誰かが言った。いや、突然のボケ、いや、ヒステリー性昏迷、などなど異論が相継いだ。脳波カンファレンスはもめた。しかし、入院中の彼女の脳波は全くきれいであり、教室員の誰それよりももっとまともだ、などという者もいた。予測的診断で一番優勢だったのは、やはりヒステリー性昏迷であった。それも、あの主人に問題がありそうだとか、患者さんもなにかドライな性格に似合わず執拗さがあり、癇の立つ方だ、などなどお互いに言い合ったのを今も思い出す。この方には、ｗｐｗとか、甲状腺腫瘍歴とかがあったが、現症として注目すべきものはなかった。中肉中背、通常の知能、家庭も円満、とカルテに書かれていた。けいれんや、てんかんの既往もなく、発達上問題はなかった。

かれこれ、いろいろやっているうちに、このご婦人の入院日数も三〇日を過ぎようとしていた。何もない。待ってはみたがまったく何も起こりそうにない。じゃあ、一旦お引き取りいただき、何かあったら急遽おいでいただこうか、ということに落ち着き、明日退院という日の朝のことだった。最後にもう一度脳波をとろうということで、脳波室に来ていただいたが、どうも様子がおかしいと、脳波記録嬢が言うではないか。取るものも取りあえず、文字通り駆けつけた。彼女はベッドに片足をかけ、脳波係からベッドに上がるよう促されているのだが、片足かけたまま、もじもじというか、そのままでいる。これだ！　これが主人の言う一カ月一回のボケだと思った。

脳波はまさしく、見事なスパイク&ウェイブ（棘徐波複合：ｓｐ&ｗ）の連続であった。何というか、精神症状のあれこれをやっていて、精神症状に相応する脳波変化を、この目でまさしく見たということだった。肝性脳症や、脳腫瘍、意識障害の脳波などはもちろん見ていたが、ｓｐ&ｗの続くものは見たことがなかった。

当時、この種の症例は内外を見てどうであったか。結論的になるが、記憶している限り、ictal stuporという用語を、発作性昏迷として知ってはいた。しかし、用語として知ってはいたが、誰も経験していないという方が正しかった。そして、わが国では、厳密な意味で同種の症例報告は皆無であることも検索上判明した。

かくして、当時、その婦人の主治医であった斉藤章君と、指導医であった池田久男先生や、私達の名前で、発作性昏迷として、『臨床脳波』に掲載された。それから、今日まで、臨床精神医学上、この種の症例は、なお市民権を十分に持たないまま、彷徨しているということになるのであろう。その次第をどのように記述しておけばいいのであろうか。ひとつには確かに診断名ではなく、状態記述に過ぎないということに問題がある。State diagnosis である。しかし、てんかんの一種ではないかということになるとどうか。この婦人はいわば通常の発作型をもたず、在来のてんかんカテゴリーにははめにくい。国際分類に、この「発作型」は記載されていない。そして、この婦人は他に、神経疾患や、症候性てんかんとしての既往も一切ない。このエピソードだけである。

時間経過を少し短縮せざるを得ないのだが、当時私は、この ictal stupor の創始者であった、ボルチモアはジョンホプキンス大学のE・ニーダーマイヤー先生のもとで勉強したいと思い知己を得ていた。いずれ彼地に留学すべく待機していた。結果的には同じようにエピレプシーを広く手がけていたF. M. フォスター先生のウィスコンシンに留学したわけだが、当のニーダーマイヤー先生は、いわば文献の師として、その後も今日まで私の心の奥底にある。当時、発作性昏迷は、いろいろな名称で症例報告が相継ぎ、わが国では、私の提唱した spike-wave status symdrome（棘徐波重積状態症候群）に集約される状態像として、右に左に揺れながら、本日までさまよい続けているといってよい。

さて、このような症例が、はなばなしく臨床に登場し騒がれ、私などは随分名誉ある引用や、諸学会での指命、そしてシンポジウムに席を与えられてきた。しかし、今、なにかそれほど大きな足跡を残してきたという実感には遠いという思いもある。どうしてであろうか。問題自体は片づいているわけではない。この種の症例の臨床表出は、脳波パターンの変異はあるものの、意識障害だけではなく、まったく意識にくもりのないものも多い。脳波展開は、小発作欠神の三ヘルツは少なく、両側同期性を保ちながらも、周波数を異にするなど、背景にある脳の生理学的基盤がはっきりしない。従って、この棘徐波複合の出現機構がなお不明で、出所が違うので臨床表出も異なるということになる。しかし、最大の理由は、この種の症例に対する治療に指針がないことにあると、私は思っている。いや、治療の必要もないということも言える。このエピソードは放置しても、短い間に終焉してしまうし、臨床症状は社会生活上、さほど問題にはならない。

われわれの症例の婦人も、一両日が過ぎれば、元の正常状態に復帰される。寝かしておいていいわけである。予防的に薬を服用したらどうなるか。この回答は今のところ生きた証拠がないのでなんとも言えない。この症例は、実は今も元気で、これを書いている時点で、私と同じ高松市で余生を送られている。

あえて、最後に生理学的推論として言わしていただけるとすれば、抑制系のメカニズムにその秘密が隠されているように思うのである。つまり、けいれん発作に至らない抑制機構の関与ということである。

蘭学もうで

てんかん治療における最近の進歩は、抗てんかん薬（ＡＥＤ）の薬物動態学の知識の増大によるところが大きい。

しかし、今、合理的薬物療法などといわれながら、もうひとつまとまってこない。ひとつひとつの薬剤に特徴があり、一律ではない。これを受ける生体は、よほどの歳月と、独特な耐性を育んで生き続けた超複雑な生き物だから始末がわるい。ともあれ、てんかん治療にたずさわっていて、生体内薬物動態研究がかまびすしく臨床場面に登場してきた時、それまで、いわば伝統的手法を盲目的に追従していた処方箋が宙に舞うように頼りないものになった。

一九八五年、某財団の援助を受けて、てんかん治療の先達として名高いオランダを訪れることができた。なかなか侮りがたいところがあると、かねがね聞いてはいたが、オランダ医学はまさしくそうであった。もっとも、かつては黎明日本の師匠であった国である。私が短時日ではあるが滞在したのはユトレヒトである。ユトレヒトは世界的にも有名だが、ひなびた都会といってよかろうか。広い。しかしなにか殺伐としているところもある。多くを知らない旅人だから、まあこういう印象だったことに止めておきたい。

ユトレヒト大学附属病院は、駅から歩いて一五分位の閑静な通りに面している。病院はそれなりの雰囲気をもち、質の高さを感じた。今回相手をねがったスコベンさんには、オランダの俊秀というか、なみなみならぬパワーと、高い行動力の持主だろうことをすぐに感得した。背は高からずだが、オランダのスポーツ選手のような長身頑健という方ではなかった。わかりよい、歯切れのいい正統的な英語を話す。相手がどう思うかは別といった話し振りで、行動力の高い人に見られる特徴がギラギラ見えてくる。名をアルフレッド・スコベンといい、薬学博士ph.D.である。この人を知るきっかけは、彼の著、『薬物動態学とてんかん治療』

〝pharmacokinetics and therapeutics in epilepsy〟を訳出し、上梓したことに始まる。あとでわかったことだが、これは彼のph. D. 取得のための論文であったらしい。この著を完成させた彼の臨床研究と、背後のオランダの事情にいたく感銘した。

重ねて、スコベン氏は臨床医師ではないが、この書の前半にみられる臨床のまとめは、われわれ臨床医はだしの展望である。あとに続く薬物動態学と切れ目がなく、渾然と展開される。ここには、投薬という医師の行為が、てんかんをもつ人の生活の底まで浸入し、その基礎をなす薬物の生体内利用の推移が生き生きと伝わってくる。これは臨床医への警鐘、反省、注文が、直接的、間接的に深くこめられているものと思考した。

ざっくばらんに、直接こうもいった。てんかん発作について、自分は16型を認識しているが、発作型についてあれこれいっても無意味なところが多い。どうしても区別されるべきは8型ではないかという。これら種々の型に対する治療第一選択の薬剤は、ほんとうに限られた数の薬、つまりカルバマゼピン、フェニトイン、バルプロ酸しかない。しかし、これら三剤ですべてのてんかんが治療可能なのではないかというのである。今、一五年後、第一選択薬剤についての諸家の一覧表をみれば、すでにずっと以前から唱えていたスコベン氏の卓見が光ろうというものである。

薬物動態学そのものについては、バルプロ酸のオートラジオグラフィーによる追究、三つの代謝産物、他剤との相互作用について、熱っぽく語った。

ユトレヒト大学附属病院のてんかん治療に、彼は深くかかわっていた。日本の場合だと、まず無理だろうと思われる薬剤部の治療への積極的な介入である。患者の服薬する薬剤の選択についての助言、多剤併用の問題点の指摘、血清レベルの測定によるフィードバック、etc。やかましくやっていた。よくもまあ、きらわれないでやれるものよと、首をかしげて感心する私だった。

今回のオランダ訪問の成果は、ともかく、二つの点に要約できる。病院薬剤部の薬についての積極的介入がそのひとつ。いわば、薬局のうす暗い空間（?）から外部への進出であり、治療への参画である。そしてもうひとつ。ユトレヒト大学の関連病院と思われるボルダーショッフ施設における、無駄な配剤をやめることができたというプロジェクトを、この目で確かめたことである。

つまり、無用な多剤併用を排し、理論的投薬を推進しようとした軌跡の確認であった。

問題点はあるし、宿題も残された。しかし、施設のてんかん発作をもつ多くの人たちのＱＯＬが改善された。当の本人たちの生活の場における行動はよろしい方向に向かった。発作回数自体はあまり変化しなかった者にとっても、重たい多剤配剤が少なくなった。悪化したわけではないから、薬剤による脳への侵襲は軽減されたといってよい。患者の満足度を十分に確認するには、精神遅滞が重度であるものが多いのでなんともいえないところであるが、その行動の機敏さや、規範に対する受けとめ方に人間的なところが出現してきた兆候は読みとれたのである。以前のままの状態で、五〇％の者に単剤での治療が可能になった。無駄な配剤であったことが証明された。

われわれも実は似たような試みをしたことがあった。今でもおそらくそうだと思うが、多くの患者に与えられている多剤併用は、実際には発作のコントロールに有効ではないだろうという推論に立脚した臨床試験である。一番あとから加えられた薬剤から、慎重に一剤ずつ除去していった。もちろん、発作が多年にわたり抑制されていて、臨床的判断から、中心となる薬剤を残しておけば、まず大丈夫だろうと思う患者を選んだ。また離脱に問題のある薬剤は十分な期間をかけて減量した。詳細は省くがともかく、数剤だったものを、単剤に近い数に減らすことができ、臨床的にもまったく変化をみず、むしろ顔貌が良くなったなどの印象を十分に感得しえたのである。オランダのボルダーショッフの場合も同じだった。

かくして、その頃から、単剤治療の推進が唱えられるようになった。なにか本末転倒の自戒を憶える次第である。無効なものを、量的にも十分検討されているのにもかかわらず残したまま、どうして他の一剤をさらに加えるような伝統が形成されたのであろうか。たしか、モーズレイのレイノルズ氏の言だったと思うが、一剤、そしてまた一剤の蓄積は、ドクターの蓄積に置きかえられるものだと皮肉っている。笑止して我に返るということになろうか。今、合理的薬物療法などと、御託宣めいて書いている自分がはずかしい。ごくわずかな科学的根拠だけで、いかにもこれまでが非合理的であったかの如く言う。その今がすべてではない。三〇年前も、当時は当時なりに合理的だと思われていたのではないか。三〇年後には、今の合理性などはきっと笑い草になるであろう。合理的だと思う、今の知識に乗っているだけである。永劫にかわらぬ治療方針の基本は、人間的対応、それだけである。

蘭学もうでの結実は妙な方向と感慨に終ることになったが、当のスコベン氏も同様な意向であろうと信じている。

プラグマチズムを治療にみる

一九六八年から一九七〇年にかけて、筆者はアメリカはウイスコンシン州立大学付属病院、神経科にあるてんかんセンターepilepsy and rehabilitation centerに留学することができた。二年半にわたり、呼び寄せてくれたのは、てんかん学の世界ではすでに高名であったF．M．フォスター教授である。もちろん自分でアプライし、オーケーをもらった。

今回は、反射てんかん雑学としたいのだが、当時筆者は、このF．M．フォスター教授がアメリカ各地から沢山の患者を集め、この種の患者を治療レベルまでもってきていることについては、よく知らなかった。当時のこと、広大なアメリカ大陸の各地から飛行機で患者が集まるのをこの目で見、いささか動揺しながら、彼我の差を感じたのを思いだす。やや結論めくが、そこにアメリカ流の実際的、いわばプラグマチズムの現場を見た次第である。

反射てんかんは、かの神経医学者、ブラウン・セカールの命名によるらしく、Brown-Sequard's epilepsy とも言われていた。

私たちの当時の教室の反射てんかんはどうであったか。そのなかで、まず思いだすのが、びっくりして発作を起こす人のことである。聴覚誘発性てんかんではなく、むしろもっともここで肝心な成立条件は、驚愕で、別にびっくりてんかん startle epilepsy としてよりよく知られている通りである。知覚刺激がてんかん発作を起こさせるもののなかで、最もよく知られているのは、光過敏性であり、びっくりとは違って、知覚刺激として、生理学的にも科学に耐えうるところ大であるが、これ驚愕となると、きわめて複合的で、かつ心理的であり、真にてんかん発作をもたらすものであるか、はなはだ疑問視してみたくなるところであった。当時とて、いまだヒステロエピレプシー Histeroepilepsie は健在であった。だから acousticomotor epilepsy ということになるのだが、それは違う。聴覚運動性だけというわけではないが、この驚愕時の脳波を取る、そして科学的に立証しようとがんばってはみた。まあ予想通り、びっくり時の脳波がたやすく取れるはずがない。第一不意をつく、そして患者さんをびっくりさせる、アーチファクトの集積となる。そのときほんとうに発作が起これば、うまく脳波がのってくるかもしれないという期待はあった。いろいろ思案するうちに、知覚刺激はいろいろあるが、情動を伴うびっくり刺激もあれば、光のように不意に当ててもあまりびっくりはしないものもあるわけだから、非特異的にいろいろの刺激を与え、脳波がきちんと取れる範囲で何か反応をキャッチできるかもしれない、とすこし戻って考えてみた。

時に昭和四〇年頃のことで、入院していたA少年には、本当に悪いことをしたと思い慙愧《ざんき》に耐えない。びっくりさせるために長い竿を用意し、その先の部分にいろいろのものを取り付け、そっと脳波室にしのばせ、不意を襲った。今さらなにを隠そう、改めてA少年にお詫びしたい。彼は、私に見事な贈りものをしてくれた。よくよく脳波を見ると、動きのアーチの直前に、その日の最初の記録に一番強く、なんと両側前頭部に小さな棘波様の波poly slow spikesの連なりが見事に見える。この波はかくして、この少年の場合、痛、触、冷、いずれも不意に与えると出てきた。見事なこの生理反応から、上行性の刺激が両側性に脳内を走ったことを捉えたと言ってよかろうか。一般的には、このような誘発波は見られない。A少年には精神遅滞があり、脳皮質―皮質下に機能上の障害が考えられる。知覚刺激に対する抑制機能の脆弱性の表現なのであろう。

一方、光過敏性の方は派手に反応が見られるのは、よく知られている。視覚は、古く、かつまたきわめて現代的な受容器なのに、視覚刺激でどうしてあのようにきれいな反応が出るのであろう。ある周波数の光刺激を眼前二〇～三〇cmで与えると、生理的に多くの人が反応する。終点である後頭部に強く、視覚中枢の反応であることは明らかである。前のほうに出にくいのは、新皮質としての抑制が強いからであろうか。光刺激そのものは放射的に上行性に、目覚める方向性をもっているはずである。つまり非特殊核をも広く包含していくはずである。

てんかん性の受皿があると、光刺激により、脳波上、そして臨床発作となることもあるが、強い発作性波が見られる。

さて、冒頭で述べたF．M．フォスター先生のほうに転じ、アメリカ流のプラグマチズムについて、本論に入りたい。彼は、一時ロシアで学んだことがあり、パブロフの条件反射学が強く彼に影響を与えたらしい。知覚刺激に対して、生体は防御体制に入る。ここに、介入し、治療的に、条件づけを行っていけば、臨床発作が軽減できるかもしれない。フォスター先生は、有余曲折の末、これを臨床治療条件づけ clinical thetrapeutic conditioning と命名した。光過敏性は、両眼のほうが、単眼よりも強いことがわかっている。弱い感受性を利用して、いわば慣れを与え、より強い刺激に対する抵抗を高めていく。そして、日常絶えず強化作業を重ねていく。患者に特殊な眼鏡が作られた。自分で、光に向かい、手をかざし、眼前で自己誘発 self-induced の場合の如く、光を断続的にさえぎる。しかもこれにクリック音が重ねられた。定期的に訪れる外来診療時には、さらにストロボ閃光に、もうひとつの調節装置、まわりのライトが背景の明るさを増減して、強化 reinforce の役割を果たしていく。まあ一種の条件づけと言えるのであろう、ただ条件反射とは違うということから、clinical therapeutic conditioning と呼ばれた。

このような試みは、ここまで言い忘れていたが、知覚誘発性発作 sensory precipitated seizure、すなわち、古典的な反射てんかん reflex epilepsy の現代用語で知覚誘発てんかんに対して試みられてきた。一種の模様や図形を見ると発作を起こすタイプ、眼を閉じる時に問題を起こすタイプ、特殊な音声に敏感なもの、突然触ったりすると発作を起こすタイプなどなどにも実に力強く応用された。

当時の私は、次のように書いている。ここには、独特だが、一見単純な、アメリカ流の力強いプラグマチズムを見ることができる。臨床家が少なくとも平素より実際的な治療体系を打ち出す上で、示唆と教訓に富んだ一術式であると。

この実際に即した臨床対応は最も印象深いものであった。だから、むしろきわめてロマンチックとも言える、あの音楽原性てんかん musicogenic epilepsy に対してまで、きわめて即物的に対するかの地の人たちの実際がなつかしく思いだされる。音楽原性てんかん、そのような希有なタイプをもし目の前にしたら、おそらく症例報告にやっきとなり、治療などはそっちのけで、その発現のメカニズムについてあれこれ物申すことになろう。かつて書字を読むと発作の起こる読書てんかん、reading epilepsy が登場した頃、その少し亜流の二次性の一例を、いち早くと思い報告したのも恥ずかしく思いだされる。

生体にとって、有害な刺激も無害な刺激も、いったん通り慣れればわが物顔。そのうち有害なものをうまくそらす、ここに入念な条件づけを導入するという治療的条件づけ therapeutic conditioning について思いを馳せた。

プリミドン宿酔

プリミドン（ＰＲＭ）の血清レベルを測ってみようということになり、まず、健康成人のボランティアでやろうということに決まった。自分がまず一番に名乗りを上げたのを思い出す。時は、一九六九年のことで、場所は米国ウィスコンシン州立大学の、神経・リハセンター neurological & rehab center にいた頃のことである。当時、フェニトイン（ＰＨＴ）、フェノバルビタール（ＰＢ）は十分にやられていたが、ＰＲＭについては、今ひとつわかっていないところがあった。

治療薬、とりわけ抗てんかん剤（ＡＥＤ）の血中動態に関する研究は一九六〇〜一九七〇年代がピークで、合理的投薬という魅力を、当時の私は、かなりのインパクトで迎えていた。共同研究者といえるのか、ＵＷてんかんセンターにあって、常にH．E．ブッカーと行動を共にしていた。彼は、すでに精力的に、AEDの体内動態に取り組んでおり、内外によく知られていた。

多少余談めくが、著者が渡米した一九六八年は昭和四三年で、悪評高かったインターン制度が廃止され、二年分の新人が入局した年である。彼等の挨拶と、私の渡米の挨拶が重なり、にぎやかだったことを憶い出す。その四月三〇日、UW神経科てんかんセンターに向かって日本を離れた。その日、北米は雲ひとつない晴天で、ミネソタ州あたりをシカゴに向かって飛ぶ高空から、アバタのような輪郭の鮮明な湖が点在して見えた。ちなみに、ミネソタ州は、一〇〇〇〇レイクスというのがニックネームであったように思う。シカゴからグレイハウンドに揺られ、UWのあるマジソンに向かった。薄暗い車室で、たむろする黒い人たちの中に一人、緊張と不安、すでに始まっていた望郷の念、大げさだが何か寂寥を憶え、家族をいちはやく呼び寄せたい思いの募ったのを昨日のことのように想起する。余話休題。

さて、人体実験は、六人のボランティアでコーカシアン、つまり白人たちの四人と、当時、ＵＷでレジデントをやっていてのちにＮＩＨに入った、Ｓ・サトウと私、日本人二人である。

まず、いつもの如く過ごして下さい、前夜は服用一二時間前から絶食、早朝にＰＲＭ五〇〇㎎服用、その後、四時間絶食しなさい、とまあ、そういうプロトコール。一定の間隔で採血して、ＰＲＭの血清濃度を測定するという次第であった。どうだったか、データを述べる前に、結論からいう。まったくアウト。醜態をさらけ出すていたらくとなった。服用後どの位経ったかなどという悠長なものではなく、ほとんど直ちにといってもよい速さで脳に来た。これまでによくカルテに書いてきたあの中毒症状そのままである。Lightheaded, giddy feeling に始まり、三〜四時間経過したらもう駄目になった。神経科の空きベッドに入れて貰った。血清レベルの継時的追求のため、ただ黙って耐えた。意識が遠のくように感じ、集中力はもとより低下。呂律も怪しくなった。slurring speech というのか。ドクターがやってきて診察した。水平眼振 horizontal nystagmus があるなどというのが耳に残る。立とうとしたらアタキシーに至る。まあこういう次第。明くる日も太陽がまぶしく、集中力欠如。S・サトウのほうは、もっと激しく、空の胃袋が飛び出すのではないかと思ったと述懐した。

一九七〇年一一巻三九五頁のエピレプシアEpilepsiaのサマリーは次の如く、ボランティアの結果を伝えた。先のサイドイフェクトはおしなべて六名とも同様。しかし二名の日本人がもっとも激しい副作用を見せた、とは書かれていないが。人種相違があるのか。さて、いわゆる半減期は、一〇〜一二時間。四八時間追跡されたが、生体内変化が予測されたＰＢは、検出されなかった。このＰＲＭからＰＢへの変化はゆっくり形成されるのであろう。テクニカルな間違いはない。当時ダーシイさんのガスクロ（ガスクロマトグラフ）の技術は抜群で、皆さんの尊敬の的となっていた人物の測定である。

さて、まあ今思い起こしてみれば、大した研究結果でもない。臨床家のすることとはこの程度のものかもしれない。ただ多くの教科書が、ＰＲＭの半減期を一〇〜一二時間と記載しているのをみて往時がなつかしい。

当時はＰＲＭが生体内変化を起こし、フェニルエチルマロナマイド（PEMA）

に変化することはそれほど知られていたわけではない。てんかん治療の実際として、バルビツール酸誘導体ＰＢや、ＰＲＭが同時配剤されることの非も声高くいわれていたわけではない。そして、単剤推奨の上で、ＰＲＭは、一剤で動態としては多剤となるという背景は、それほど浸透してはいなかった。今、これはすべて周知の筈ではあるが、果たしてそうか。ともあれ、こうした経過も先駆けとなったことは事実である。

今では、治療経過中、血清レベルを測定することは、もう当然というか、ありふれた臨床上のチェックに過ぎない。しかし、あの当時は新しいことをやり始めたという実感は新鮮なものであった。

帰国後、わが国においても、にわかにガスクロブームとなり、御多分にもれず、その技術習得に駆り出された。Ｓ社の主催する講演会と実技の会に京都に出向いた。まあ、結果は私の場合、その場限りで、ＵＷのダーシイさんなどには程遠いものだった。技術の方は、餅は餅屋で、その方のプロに任せればよいと私は高をくくっていた。

血清レベルの効用は次第にせばめられ、副作用のチェックや多剤併用下の勝手気ままな各薬剤の動向チェック、怠薬の把握など、限られたものになった。ちょっとした観察で適量かどうかはわかるし、適量とはいえなくても副作用がなく、発作が起きていなければよいわけであり、てんかん臨床上、さして困ることもないように思えた。

ところで、ＰＲＭの方に戻ろう。この薬剤が生体内で変化し、ＰＥＭＡとＰＢになることは、今やよく知られた事実であり、繰り返すまでもない。したがって、かつての外来カルテに、ＰＲＭ、ＰＢなどが、やたらと配剤されたりしていたようなことはもはやないと信じたい。

ここで思うことは、なるほど、ＰＲＭが精神運動発作、昔でいうところのサイコモーターに効くという臨床経験は果たして、ほんとうにそうだったのだろうかという疑問である。ここでも、回答の得られぬまま、ＰＲＭは今や彼岸に消えようとしている。一方、ＰＢは、この発作型には効かないという経験も根強い。さすれば、ＰＢに変化する前のＰＲＭ、それともＰＥＭＡが、この発作型に効果があったことになる。しかし、これももう追試できることでもないし、やって価値あることともいえないのであろう。

一般的に申したい。ヒトは、ヒトに薬物を与え、しかも、ほとんど何も解らぬまま、これを続ける。そして、このいわば人体実験は、驚くなかれ、あとからあとから、新事実を提供してくれる。ともかく、まあ安全らしいから、飲ませてみようということが認可、採用ということになるのであろうか。

よくも平気でやれるものよと思うのだが、この、いわば見切り発車が、また新しい事実を逆にもたらすのだから、いい加減な仮説で進行するのが科学なのかもしれない。

投薬服薬最前線

まず初めに、医学でいう予後についてであるが、自分にも十分覚えのあることで、最近でも学会等に出向くと、未だにこの予後が拡大解釈されていたり、混乱しているように思われてならない。いわゆる予後とは、その疾患の先行きというか、こうなるだろうという予測が学問的に確立されているものをいう。自分たちがかくかくしかじかの治療を行ったらこういう帰結にいたったというのは、治療によるいわば転帰である。しかし、今時、疾病の自然史などを確認することもできまいから、広義に使用されてもしかたないのであろう。最近では、治療予後なる言い方もあり、私どもも使用していたこともある。

すこし、前置きが長くなった。そのわけは、今回はわれわれが薬物を投与したり、精神療法を施行していけば、もはや当初の、いわば古典的に定められた疾病経過をとらず、医原性をも包含した、別の疾病史となることを今一度認識しておこうというような話をしたかったからである。

最近の若い人たちはそうでもなかろうが、私どもにとって、かのフランスのモレルを受け継いだドイツの大先達、クレーペリン先生の早発性痴呆ほど大きなインパクトはないらしく、精神分裂病は不治であるという想いをどうにも払拭し難いのである。

しかし、時代が経過して、クロールプロマジンは、経過と病像に著しい変化をもたらした。私自身決して楽観的ではなく、分裂病は、やはりどうも治癒というわけにはいかないというのも実感ではあるが、ともかく投薬下に入念につきあえば、そこそこ社会生活をまっとうすることのできる人たちが少なからずあることは事実である。薬がどういう影響を病む人たちに与えるか、身体的にとどまらず、力動的にも、具体的に例証しなければならない。その前に、神経疾患パーキンソン氏病の、レボドーパ療法の、あのアップダウン up-down 現象を想起してほしい。治療が異常のある脳の核心部分に迫るほど本来の脳は反応する。てんかん発作の原因はいまだ明らかでないから、薬物のもつ作用が直接ターゲットを攻撃しているということにはならないが、間接的というか、たとえば、GABAなどを動かして発作生起に影響を与えるということだろう。だから、薬物の力と発作を起こそうとする力の対立拮抗関係が存在すると仮定してもよいのではなかろうか。そこのあたりに言及しようと思う。

とても印象深い症例を思いだす。当時四〇歳前後の女性であった。側頭葉起始発作で、顔面紅潮、意識減損発作が毎日のようにみられ、なかなか思うように発作を抑制できないでいた。CT検査で右側頭部に低吸収域をみ、血管障害による症候性の発作であった。夫の報告によれば、決まったように、この発作は夕方、いわば一仕事済んだとでもいえるような時刻に限られているという。とくに、この症例が私のところへ来て、それまでのやや問題のあった処方を私が改めた頃からであると報告されるではないか。悪くなったとは申されない。むしろ発作の持続も短くなり、強さも軽減しているといわれるのでやれやれと思うものの、発作の起こる時間にひっかかるものがある。考えてしまった。夫にあたる人は知的な方であり、観察に誤りはなく、あいまいなものをよく見抜く力のある人である。夕刻に起こる、これは一体どういうことか。それからは、処方している薬剤の血清レベルの日内変動を何回か測定したり、実際の発作を確認したり、ともかく御夫人には迷惑だったかもしれないが、追求してみた。しかし、御想像どおり、簡単にはその背景は掴めなかった。

あれこれあって、次のようなことがいえるのではないかと、当時の私は結論した。この症例以外のものにもみられた特徴から、なにか緊張からの開放のような心的過程が背景にある。いずれもかなり難治性症例である。抗けいれん剤に抵抗する発作として現れてくる。発作自体は、元々の完結した形はとらない。ともかく、あいまいだが、そう結論した。今でも、そう思っている。臨床観察であり、このような傾向を観察された方の中には、同じような思いをもつ人もあろうかと思う。ここで少々余談めくが、大先達秋元波留夫先生は、先に触れた不全発作なるものを、あまりお認めにならなかったいきさつがある。しかし、投薬中の臨床観察で、どうもそういう前線の、いわば攻め合いがあるように、私などには思えるのである。

一般的にも、臨床家がよく経験することで、あれほど難治性であった発作が、突然の身体変化、たとえば、疼痛を伴う骨折のアクシデントで、ある期間発作が軽減されたのを観察する、というようなこともある。つまり、精神心理的な突然の動揺が脳内の微妙な拮抗関係に影響を与えるのかもしれない。いますこし、科学的に説明できないところではあるが。

薬物が投与されているという大前提で今物申しているわけだが、一方、治療最前線はそう単純ではない。薬物動態学うんぬんで大議論中、患者が実はこのところ服薬が不規則だったともらしたものだから、御想像どおり、その場はしらけてしまった、というようなことは、それほど稀なことではなかろう。御老体の患者が大きな手さげ袋から、薬袋の五つ、六つを取り出し、どの病院のものが最も自分に合っているか検討してくれ、など、現今の保健制度の問題を逆に暴け出してくれることだってあろう。服薬下といったって油断も隙もない。

もうすこし付言したい。難治性のてんかん患者の中には、今日すこし調子が悪いと感じると、もう一服とか、もう一包を取り出し、入念にその端を切り、若干の薬量を追加服用したりする御仁がある。さらに、経過良好により、薬量を減量しましょうと、さぞお喜びかなと思うとさにあらず、今大変良好により減量などもってのほかである、と申されるのである。御自身がその状態にあることは、とても他者が、しかも治療中の医師とても、とやかく言うことではないらしく、時間を経て形成された、堅固な防衛というか、いわば自我同一性というか、もって銘すべきことである。

今回は、いわば治療の最前線の実態の、しかも微妙な、二、三の問題にふれた。元々、前線という言葉は、軍隊用語であり、この方面に使用するのはどうか。ノルウェーのビャークネスとかいう方が、第一次大戦の頃、気象でいう気団同士の戦いの様を、戦闘場面に援用したと書いてあったのを借用し、むずかしい状態に立ち向かう薬物との攻め合いに当てはめて、表題にした次第である。

いまさら大丈夫といわれても

脳波が精神医学の臨床において、非常に重要な比重を占めていた時期は、今にして思えば久しい昔であったような気がする。

精神医学の領域において、臨床でその最たるものかもしれないが、ひとつの科学的表出を援用して論をなすのは困難なことが多い。もし仮になにか言ったとしても、しばらくすると、そうかなと思い直されることも多々ある。定着して、教科書レベルの事実として採用されるものはきわめて稀である。それが、また、いつまで経っても臨床は進歩していないと言われる根底になっている。未来永劫の真理を探索するのも結構だが、医師たるもの、病める同時代人に少しでも手を貸し、いかほどであろうと、役立つ人間でありたいと思うのである。

すこし前置きが長くなった。あれは昭和三〇年代と言ってよいと思うが、はなはだしい誤診が尾を引いていた時期がある。脳波診断の領域で、これはひとつの例であるが、その元凶に高振幅徐波があった。てんかん性発作波のひとつではあったが、よくよく脳波を検討しないためにてんかん患者さんが沢山つくられたことがある。由々しきことではあるが事実である。今なら書いておいてもいいのではないか。その同時代人として自ら贖罪者となってもいい。

どうしてそういうことが起こったのであろうか。なにもかも脳波だったこともある。科学的マーカーは乏しく、一般臨床においては検査医学が真赤な東の太陽のごとく勢いよく台頭していた。精神医学になにかマーカーはないのか。精神分裂病脳にはなにか生物学的病理があるに違いない。当時とて、強い焦りがあった。てんかんと精神分裂病が派手に対比され、比較検討された。したがって、脳波が登場することになったのは当然と言えば当然かもしれない。

手元にカルテもないので、正確な日時は定かでないが、ある時、私の前に、強烈な徐波活動を示す、当時一五～一六歳の痩せて背の高い少年が紹介されてきた。

視床下部腫瘍が疑われたが、脳占拠性病変はないらしい。脳波異常が強烈で、てんかんではないか診て欲しいと言われる。食欲不振、悪心嘔吐がある。こういう場合、神経症か、この頃多い摂食障害eating disorderだと思う方が当たっているような症例であった。脳波図をお見せするわけにいかないので残念であるが、一二〇～二〇〇μvを越え、広汎性の三～四～五Hz高振幅徐波がやたらと出現し、深呼吸でもさせると、これはもう持続性の徐波群発となって続く。

もちろん、私はてんかんであるとは当初から思っていなかった。こういう症例において、徐波群発は、脳幹網様系の異変で容易に出現するものではないかと思っていた。ましてや、御本人は一八〇cm位はあって、五〇kg前後しかない病的なほど痩身の青年である。こういう思春期の若い青年は過呼吸をさせると、ほとんど高振幅徐波を示す。しかし、深呼吸をやめるとすぐ元に戻ってしまう。多少ともあと長引くこともある。当時あれこれ脳波判定基準をつくって、いろいろの推測をした。こういう場合の徐波活動について、波の深部を思いはかってみれば、視床下部の関与、酸・塩基平衡などなど興味深い主題が出てくる。しかし、ここで問題にしているのは、この種の徐波ではなく、次のような場合である。

つまり、正常範囲の基礎律動を示しながら、過呼吸で周囲と際だって佇立してくる徐波をてんかん性波と診断され、てんかんでもない人が、一生の病気にかかってしまった。つまり、高振幅徐波とてんかん性波とのかかわりの問題である。徐波、とりわけ棘徐波複合を構成する徐波成分は神経生理学では、いわゆる抑制成分であると説明されている。刺激に対するinhibitory processである。したがって、脳内では棘徐波生起なのだが、頭皮上では、棘波成分が消えていて、あるいは力が弱く、徐波のみ表現されていることがあるかもしれない。しかも出現の前後とは際立った立ち上がりを見せているから、高振幅徐波（棘波無し）でも、立派なてんかん性波であると、紙背の見える眼光をお持ちの方もあることになる。

しかし、観察されているのは徐波であるから、いくら突発性要素だとは言っても、全体の状況をふまえる要がある。勿論、てんかんであることも多い。そもそも脳波検査はてんかんの診断に有力であり欠かせない。その手順は、すべて、てんかんという疾患の特性から逆に決められた方法によっている。過呼吸、双極導出、光刺激、薬剤によるけいれん閾値の決定。これらはすべて、てんかんの診断のためにつくられたものであると言ってもよい。恐ろしいものである。この手順が津々浦々定着してしまった。金科玉条の如く、深呼吸を三分から四分、どの患者にもやらせる。自分でやってみるとよくわかるが、三分も熱心に続ければしんどくなる。これを老齢者にもおしなべてやっている。なにか起こらなければいいがと思う。これをやったところであまり意味はない。

さてさて、このような余談も思い出せるが、ともかく、若年者であれば、深呼吸で容易に徐波は出現する。突発性の立ち上がりをみせれば、「てんかん」となったのである。さすれば、投薬の説明、不幸にもそこに到った不遇を慰め、家族にも対面し、どうか先行きを気遣ってあげて欲しい、薬は食事を忘れても飲み忘れてはいけない、睡眠の確保はもとよりである、……云々と、インフォームすることになるのである。

この医原性疾患に陥り、一〇年近く経過したある患者に対して、もともと何でもなかったとは今さら言えない。しどろもどろに原点を説明し、服薬の中止をしていただきたいとお願いすることになる。

ある患者は次のような主旨のことを私に言った。私は今日まで発作生起に対して十分注意してきた。すべての生活面において、すべて病気がその中心をなして回転した。もうすっかりその定常状態に落ち着いている。今、薬をやめることは不安でできない。私はこれで満足しているし、家族も暖かく接してくれる。いまさら、治っていると言われても困る。ましてや出発点に問題があると言われるとなおさらである。生活のリズムを壊したくない……。ああ、なんと言うべきか。

本稿で述べたことは、ひとつの科学的表出が、ひとつ間違えば、医原性の由々しき事態を生む危険性があるということである。たかが高振幅徐波ではあるが、これは他のどんなものに当てはめてもらってもよい。医学はファッションではない。その時その時に発見された新しい事実や知見が、おしなべて強く押し拡げられ、医療現場に混乱をもたらす。多少大げさになった嫌いもあるが、精神医学においては、その傾向がことさらつよい。

ある種の物質や、ある事実が発見されると、それを直ちに目の前の仕事に持ちこみ、当面している問題に援用しようとやっきになる。しばらくすると、未解決なまま、次のバスに乗り込む。その繰り返しである。よくよく全体から検討し、正しい対応をしなければ、迷惑するのは病める人である。

「癲癇《てんかん》」の誤謬と告知

現在、わが国ではほとんど癲癇という漢字は用いられなくなった。てんかんとひらがなで書かれる。これは喜ぶべきことかどうか。後世の若者が〝てんかん〟とはどういう由来なのか、どういう漢字のひらがななのかを問わないであろうか。

現在、普通の臨床場面で、てんかん臨床にたずさわる医師ならば、多少とも、「てんかん」病名の患者に対する告知に、ある種の困惑を憶える向きも少なくない。一九八一年京都で開催された第一八回国際てんかん学会において、著者は「日本のてんかん学者に対する認識と態度」と題して、アンケートの結果を発表した。

このアンケートは日本てんかん学会会員に発送されたもので、当時の会員数が六〇〇余名、回収率は五〇％を少々超える三四九であった。その当時、もっと重要だったと思われることは、一般社会のてんかんに対する意識調査であったろう。しかし先ず専門医自身の側で、この問題がどう把握されているかを知ることが当面の課題として、著者をその方に向かわせたのである。

癲癇というこの語の持つ長い歴史、曲折、誤解、偏見は、他の疾患が絶対に持つことのなかった特異な位置を、この疾患に与えることになった。

てんかんは分裂病とほとんど同じ位の罹病率を有する。通常、一〇〇〇対五〜六というところが妥当なところであろうが、一〇〇〇対八という報告もある。人口一億あたり、一〇〇万人に近い人たちがこの重荷を背負うことになる。

さて、ここで、簡略にてんかんとその病名史を述べることにしたい。この背景こそ、現今問題にされるべき、社会心理学的側面の大きな部分を占めると考えるからである。短くまとめることはむずかしいが、結論的には病名といえるほどのものではなかった。いわば俗語であって、これに強く拘泥する正当的理由はどこにもない。ともかく古くから存在したということである。日本では「くつち」といわれていた。癲癇は元より漢語である。癲と癇とは離れたり、一緒になったりしながら最後には癲癇として定着した。つまり癲と癇とは別々に使用されていた時期もある。癲が一応正しく〝倒れる病〟を指した時期もある。また、癇が主として、小児の病気のいくつかを代表した時代もあった。安土桃山時代には、くつちと同時に、すでに癲癇という語がみえるといわれている。

その中に、今でいう全身痙攣の模様が、一応それらしく記述されている。すなわち癲癇は俄にもだえ倒れる。泡を吐き、四体をそりかえらせ、眼球転じ、口をしばり、物を憶えざる也（多少現代風に改変）。

しかし、この痙攣発作が、青天の霹靂の如く生じるのであり、西洋でこれを悪魔つき、あるいは逆に聖なる病とされた如く、人々にある種の神秘さを与えてきたことは首肯される。さて、問題は、さらに発展して、癲が狂を意味するに至った点に問題がある。平安朝の文書には「癲狂」をくつちとした。

江戸時代に至って、癲癇が狂と同意となって固定した。癲はもはや物狂いに至ったのである。しかし、少しさかのぼって江戸時代前半、岡本一抱は、癲を狂より区別し、癲も癇も一症である、癲を狂としたり、癇をくつちとするのは後人の謬見だと、やや的を得た、いや当時としては、卓越した知見を述べている。医方大成論では癲と癇とを分けながら、癲が狂、癇のほうがむしろてんかんを指すとした。

明治に至り、ともかくエピレプシーに「癲癇」が当てられ、ここに和洋の関係が固着していく。比較的最近に至るまで癲狂院が存在し、これが決しててんかん患者のための入院施設ではなかったことは、未だ記憶に新しい。結論的には、安土桃山時代と明治という比較的近代を比較しても、この疾患に対する理解も、そして問題の呼称の背景にも、多くの差がみられなかったということは驚くべきことに思われる。

以上の背景と関連する専門医師による、本疾患に対する意識のアンケート調査の一部をかかげたい。

先ず、「てんかん」という病名を変える必要があると思いますか、と尋ねた。変える必要なしが半数の五〇・一％ではあったが、変えたいと思う人もそれに近く、意外に多かった。変えないでよいという意見の中には、癩病とハンセン氏病などの例を挙げて、啓蒙活動のほうがより必要だと、正論を付記していた医師も多かった。これは以前からあちこちで引用される例の典型であろう。次に、では、国際用語であるエピレプシーを日本で使用するとして、これに賛成かどうか尋ねた。この場合は賛成と反対が接近したが、当惑された方もあったのか、意見なしも多かった。病名変更に賛成の方は、エピレプシーの呼称に賛成の比率が高く、病名変更に反対の方は、それだけエピレプシーの呼称にも反対という、相応する結果が得られていることを付記したい。

脳波検査によるてんかん性発作波の発見、臨床的に確認された、繰返して生起する、しかも明確な誘因のない、同一型の発作発現などから、医師はてんかんを診断する。そして、医師は目前の患者、ないしその家族にてんかんであることを告げなければならない。ごく自然なことである。

しかし、医師に対する意識調査に現われているように、この場面、すなわち診断による疾病告知に、一種のためらいを憶える少なからざる医師のあることも事実である。そしてこの疾病告知により、「反応」を起こす患者・家族のあることも事実である。ごくあっさりと、あなたはてんかんですと告げる医師も、もちろん多い。それはそれとして間違いではない。しかし、この「てんかん」に関しては、特に正しいてんかんに関する知識、生活上の諸注意、予後に関する説明、薬物の作用と服薬の励行など、詳細入念な説明が必要である。

あっさりてんかんと告げてしまう医師の中に、かえってこれを行わないものが多いように思われる。あっさり告知していない医師も含めて、この「告知」のもたらす周辺に、社会心理的背景の浮上がみられるのである。

それでは、一般にどのようにてんかんを患者・家族は受け止めているであろうか。著者の印象を以下にまとめて示してみたい。

(1)一般的には、拒絶・否認などの様子を現わしながら、次第に漠然としながらも認知し、内的動揺は、あきらめに転化していく。

(2)中途半端なまま経過し、治療場面に「てんかん」という病名が出現しないで進行する。

（3）家族のみに伝えられた病名が本人に知らされず、年齢などのためもあり、数年以上の臨床経過を有した後もなお患者本人は病名を知らぬこともある。
（4）貧血・頭部外傷（実際にそうでない場合）などと思っている。
（5）家族・患者とも、「てんかん」というものを知ろうとしないし、知っていない。
（6）家系中に「てんかん」がないから、それとよく似てはいるが、心底では、てんかんを否認し、似ているために薬物を服用しているとしている。

だいたい以上の傾向である。これもやはり本疾患の持つ特徴であり、心理的背景が十分に、この面からも窺い知ることができると思われる。

一方、医師の側の病名告知に関するためらいはどの程度かをみてみよう。できるだけ告げるという人は、半数を超えるに過ぎない。残りの答えの総計から、この背景に複雑なてんかんに対する医師の態度を推測することができるように思う。癌告知とは一種異なった面がみられると思う。

著者は、こうした医師と患者・家族との間に生じた関係が、この病名告知と認知をめぐる種々の問題を派生させることをもって、これを疾病認知症候群 recognition syndrome として、特に思春期におけるてんかん学にひとつの位置を与えるべく提唱した。

若きてんかん学者への手紙
——精神科医であるあなたの対処のために

拝啓　お手紙拝見致しました。

貴方は、てんかん治療における微妙な時代的変遷に気付いたと言われます。精神科医がてんかん患者を治療することは、これからは減少していくのではないか、そしてその事態の方が、かえってよりよい現実医療ではないかとお考えのようです。そしてまた、てんかんに対する偏見や誤解をただすためにはベターであると言われます。大変大きな問題提起であり、そして複雑な背景を持った主題ですね。

今日は現時点において、てんかん治療における精神科医の関与についての大まかな整理と疑問を提出しながら、貴方とお話ししたいと思います。

てんかんにみられる精神症状を考える上にふたつの方向性があります。ひとつは、てんかんをもつ人が何らかの精神症状を呈すれば、直ちにこれをてんかん現象と結びつけてしまうものです。これが大体一般の傾向となっています。この背景にはこの病気に対する歴史的偏見と誤解が底流にあります。もうひとつは、てんかんをもつ人も人間である以上、精神力動的発現因子も当然ながら存在するはずです。

これから、性格形成の問題と、分裂病様症状のふたつの面について述べてみましょう。この辺の十分な理解があってはじめて、精神医学者の関与が本物といえるからです。

あなたの考えの根拠となっているのは、てんかん治療が、少なくとも最近では大変よくなってきて、薬物がうまく使われるようになった。これからもこの傾向は加速されるであろう。そのために、昔なんとも扱いにくかった一部の性格障害や、時折急に刺激性興奮をみたり攻撃的となったり、また暴力的となったりする患者をほとんど見る機会がないと、貴方は率直な感想をもらしてくれました。

私も昨今、特にこの点に興味を抱いていましたので、大いに感銘を憶えました。

ほんとうにそうなら誠にうれしいことですね。しかし、もしそうなら、薬物がいわば酩酊に近い状態を脳内に引き起こすか、あるいは躁病に近い生物学的背景をもたらしていたのか、いずれにしても、医師が投与している抗けいれん剤が引き起こした、医原性性格反応とでも言える状態だということになります。その責の大半はバルビツール酸系、特にフェノバルビタールなどが代表的なものではないかという標的設定が生まれます。うーんとうなりたい衝撃ですが、まあもう少し時間をかけて検討する必要がありましょう。

もうひとつの問題は、もっと持続性の精神障害、とくに分裂病様症状の問題です。貴方は、約五年、てんかん臨床をやってこられたとあります。最近、てんかんをもつ人が、分裂病のような症状を呈して貴方のところにくるなり、またはなにかの機会にこれを診たことがありますか。「分裂病様症状を呈するてんかん」という主題も、すでに一世紀になんなんとする歴史を持つに至っていることは御承知の通りです。てんかんに伴う精神障害、とりわけこの精神分裂病様症状をみることは、今も昔もかわらないか、減少したか、増加したか、どういう印象、体験をお持ちですか。貴方の経験年数からして、比較することは困難でしょうし、またこのような大きな問題に対して、たかだか、短期間に本質的な差などはあり得ないと考える方が当然かもしれません。しかし、種々の状態像を考えるにあたって、この分裂病様状態だけは意識清明下に発現し、もっとも精神障害らしい状態像として、その発現率を明確にしたいという気持ちが、以前より小生の胸の中にあります。さて、その発現機構についてです。精神分裂病様症状は、てんかんという疾病とは異なる素因によって発現するのか、つまり合併症的見解は過去の遺物なのであろうかという問いがあります。これに関連して、今までの報告はややもすると、てんかんと分裂病を対比し過ぎ、後者の解明を急ぐ余り、不当にてんかん現象を解釈し過ぎたきらいがないでもありません。まして御承知のように、分裂病障害は一般人口の〇・八%の発現率を有する、すなわち一〇〇人に一人近く、その高い発現率を十分に考慮に入れた研究が必要です。ともかく、てんかん患者に分裂病様症状が出現したからといって、直ちにもっともらしい生物学的背景を云々するのではなく、もっと広く冷静な視野が必要です。

次は、より一般的なもので、分裂病様症状もてんかんと同じ生物学的基盤から発しているという考えをめぐるものです。この場合、発作現象にとって代わるいわば等価的症状とみるか、あるいは発作そのものの変化とみるかというものです。これにもうひとつ、はじめに述べた第一の主題と関連した抗てんかん剤服用による二次的現象として、精神分裂病様症状が発現しうるかという問題もあるでしょう。以上、性格的側面と精神症状発現との二面についての考え方を、現況への考察などを混じえながらお尋ねしました。次にお話しする精神鑑定例をあなたはどう受けとめるでしょうか。

同僚に強く愚ろうされたのを機に、殺人未遂という犯罪をおかしたてんかんをもつ青年があります。罪状をめぐって、本人は日頃の発作発現中に、人を刺してしまったらしく、まったく記憶がないといいます。取り調べ側や証人は、発作はいつものけいれん発作であるから、発作中に人を刺すことはありえないという論争になったのです。この青年は、母とふたり暮らしで、炭坑の町に育ち、随分苦労して成長しました。たえずてんかん発作の発現と不安におののき、就職してもすぐに失職し、医師にかかってはおりましたが、だいたい自分で薬を買っていました。発作があるということは生活上、すべての考え方や、態度、対人関係の基礎において、著しい歪みと偏執的な性格形成をなしていきました。最初に精神鑑定した医師は、てんかん学をふまえて、てんかん性現象からすべての説明を試みようとしました。本人が虚偽の陳述をしたかどうかは問いません。この問題にも、発作現象とは異なる精神医学的関与があるように思います。つまり、錯乱とか憤怒とかといった問題です。これらを押しなべて、なにもかもてんかん性性格と言ってよいでしょうか。詳細はまた別の機会にしましょう。

元に戻って、これから以後、精神医学者の関与がもし次第に減少していくのなら、喜ばしいことです。現に、私自身、精神医学的側面に問題のない場合、プライマリケアとして地方の一般医師に治療を委ねています。一方、リエゾン精神医学の必要性の叫ばれていくなかで、てんかん治療を神経内科医に委ね、問題のある場合に限り適切な指摘ができるよう自らを磨くことも、精神科医としてのてんかん治療に対するアイデンティティの確立ではないでしょうか。一方、発作がどうしても消失しない人たちもいます。こうした難治性のてんかんをもつ人に対しては、どうしても精神科医の関与が必要になります。何故なら、発作を強く抑制しようとすれば、薬害による脳器質精神症候群の起こる可能性が出てきます。現今の薬の適切な組み合わせでも、発作は抑制されないままのことも多いでしょう。いずれにしても、発作をもつ人たちが、発作を抱いたまま、発作とともに生きるという、いわばどうしようもない疾病受容を強いられます。そして医師は、患者とともに生きる姿勢を迫られることになるのです。この面は精神現象に通暁する精神科医である必要があると思います。少なくとも病める同時代人に対して、われわれでなくてはならない側面がここにも浮上してきます。

　今日は、貴方の悩みにほんとうに適切な答えとなっていない、もどかしさを憶えます。てんかん治療におけるわれわれの関与が、時代的変遷を得て、なおこの病いに苦しむ人のために、よりよい対応となることを祈りながら、今日はこれで筆をおきます。御奮闘をお祈りいたします。

敬具

迷える羊――てんかん治療の行方に思うこと

てんかん治療の専門センターを設立したいと思い、いろいろな人たちと話してみると、人と金のことになってしまい、どうもうまく進まない。実は金などは要らないんですと答えると怪訝な顔をされてしまう。人は今いる人たちで十分、勉強はしてもらわないと困るがと付け足して説明をする。てんかん治療はいわば社会復帰への手助けということだから、特別な訓練を受けた作業療法士（ＯＴ）やケースワーカーが余分に必要というわけでもない。もちろん、てんかんという病気のことを勉強し、深い理解が必要であることは、事の前提として不可欠ではあるが。

一九六八年四月三〇日、真っ青に晴れ上がり、なお氷点下のアメリカはウイスコンシン州立大学神経科てんかんセンターに辿り着き、門柱にNeurological&Rehabilitation Hospitalの案内図の前にたった。その時には、私はrehaの文字をあまり意識せず、またよく理解していなかったように思う。あれからほぼ三〇年、はたしてどれだけこのリハに尽してきたかと自問する。大きな溜め息、内心忸怩の念や切である。てんかん治療が発作だけを対象とするものではないことは、ここに今繰り返して言うまでもない。しかし、日本のてんかん治療の現況はまず専門家と自称する医師のレベルにおいて、まったく何も為されていないと言っても過言ではない。一方行きすぎもこの際明確に指摘しておかなければならないが、精神科医は発作以外の精神症状にこだわり、神経科専門医を掲げる人たちはてんかんを診ない。てんかんを発作性疾患の中に埋没させ、なんとかして避けて通りたい風である。小児神経科のごくわずかな人たちが、はやり言葉で言えば、包括的に対処はしているが。

私事で恐縮だが、てんかんの論文の若干を掲げて神経科認定医に応募したが落第した。翌年脳波の方で及第した。いまだによくわからないでいる。日本では、てんかんに多少のオリエンテイションがあっても、正当的な神経科医ではないらしい。このような背景を踏まえてみると、患者諸氏が神経科（この場合、精神神経科に含まれる神経科ということではなく）にかかることは、今のところできないということになる。さすれば旧態どおりに終始せざるを得ないのか。しかし、今の精神科にはてんかん学を教えるオーベン、つまり上司に事欠く状態である。専門家はいるが、ひとを診ているわけではない。大学精神科ではもはやてんかんは末事である。てんかんをもつ人たちが精神障害者福祉の対象者のままでということになる。

「迷える羊」は小さき者であり、助けや救いを必要としている人々の喩えである（新約聖書マタイ、一八章）。一〇〇頭のうちのわずか一頭の迷える羊でも助けた喜びは大きいということであろう。しかし、今、九九頭の大多数さえ、野原に放置されようとしているのではなかろうか。

虚心平意に申せば、「神経科」にその席を求め、専門外来としてひとつのユニットを構成する。OTの参加、臨床心理、社会心理に明るい人たちに加担してもらう。薬物動態に通暁している薬剤師は不可欠であり、服薬指導をお願いする。かっての主役精神科にはリエゾンとして精神心理経過に連携を求めていく。てんかんの経過によっては、なお障害者福祉に頼ることもままあり、これはあとに触れる。

以上を踏まえた上で、難題が残っている。てんかんにまつわるスティグマstigmaの打破払拭である。得体の知れない大きなこの塊が立ちはだかっている。現実対応としては、啓蒙の日々に努めるということになるだろう。

さて、現状はどうか。さきにふれた障害者福祉のことがある。てんかんのくすりは、抗精神病薬と同じく、往時に較べればずいぶん良くなった。その体内動態の把握の十分なものも少なくない。しかし、なお難治性てんかんといわれる治療困難な発作未抑制群があり、その基盤の上に、あるいは直接関係なく、精神科的問題なしに過ごせない人たちが居る。

さきに、これからは、神経内科に治療を委ねようと言った。直ちに委ねられない事情が足を留めさせる。今なお、てんかんの障害者年金は精神科に窓口があり、該当せざるを得ない人たちは精神科を訪れなければならない。当初述べた診療の方向性とずいぶん矛盾するようであるが、てんかんの治療動態に、一部なお精神医学が関与しなければならないところであり、止むなしである。さきに述べた、スティグマの打破からすれば、発作性疾患として内科系医師に委ねたい気持ちに変わりはない。されば、もっとリエゾンの徹底充実が思考される。そのためには、てんかんの包括医療として、てんかんをもつひとのＱＯＬを低下させる要因をぜひとも理解されたしということになる。

まずなによりも発作のコントロールが第一である。当然であるが。そのさい重要なことは、投薬下では、発作の様態は自然の経過と異なり修飾され変化する。心因性ではないか、擬似発作かも？　いろいろ生起する。通常頓挫性とか称し、途中でとまるかのごとき発作もある。ひとつの発作にも、社会生活上、実に困るもの、それほどでもないなど、差異がある。年一度の大発作が人前で起きれば失職することだってありうる。強度、そして頻度についてのきめの細やかな配慮が必要である。

著者が日本に導入した、アメリカはワシントン大学、てんかんセンターのWPSI、すなわち、Washington Psychosocial Seizure Inventory はてんかんをもつ人の心理社会的状態把握を目指すために開発された。このなかには一三二の質問から判定される背景尺度が八項目ある。発作関係、医師との関係、経済状態、家庭関係、対人関係、情緒、職業、全体性、そして虚構性尺度である。算出方法があり、三以上のスコアーがあると、そのひとの関係尺度に問題が在ることが解るようになっている。著者のファイルには、すでに六〇〇例以上の症例のデーターが集められている。

ここに多くを述べられないが、大学外来受診のひとたちのもつ問題点は、やはり発作が十分にコントロールされていないこと、患者背景には個人の財政に問題があること、などが判明している。いっぽう、家族関係では、意外に問題をもっている人は少なく、過保護的な状況がこども時代から維持継続されているのかもしれない。

もうひとつ重要な指摘をしておきたい。それは、日本では、虚構性尺度が高いことである。一般的にみて、人間であれば、当然の弱み、仕方のない告白、などがあろう。まずありえない逆の解答が虚構性と判断され、そのスコアーが三つ以上あれば、このテスト自体の有効性が問題となる。残念ながらわが国の場合、該当症例が多すぎることを付記せざるをえない。その理由は、思うに、質問自体に文化背景の相違、質問を吟味する知的能力、いい子であるようなスーパーエゴの介入などが分析できるかもしれない。今のところこのＷＰＳＩの改訂日本版を作ってみるという試みは行われていない。

以上、てんかんの治療構造の変遷、近い将来のより望ましいかたちなどについて、触れてきた。ともかく、現在の動態はどうあれ、言ってみれば包括医療の推進が行われていけばそれで良いということであろう。現状は、しかし、合理的にほど遠く、一般臨床外来の薬物治療は惨憺たるものであり、患者のＱＯＬはこのひどい投与方法のなかで、著しい質的低下を余儀なくされている。

ヘルマン・ヘッセと欠神発作

正直なところ、びっくりし、そして、内心おだやかではない。最近、臨床脳波学の一方の権威であるI氏T氏編集の長年の経験を集めた脳波書を入手し、その中に当然小発作欠神の章があるのだが、なんと、その中に、欠神の様態をヘルマン・ヘッセの『車輪の下』、そして、『デミアン』の主人公のそれを引用して説明され、これ以上に欠神発作の様態をうまく表現したものはなく、おそらく自分の体験に根ざすものであろう、と書かれていたからである。さすればかのヘッセは生い立ちの中に小発作欠神を病んだのであろうか。碩学I氏のことであり、いいかげんな話ではなかろう。ふたつの点で、今回の話題としたい。ひとつは、きわめて私事、自分史に属することで恐縮であるが、私は医学に入る前に、ドイツ文学をかじり、赤門でかの相良守峯先生に学んだ。そして、少々恥ずかしいが、あの難解なヘッセ終生の大作、『ガラス玉遊戯』を卒論に選び、なんとか冷汗ものの及第をいただいた。これはまあそれで人様にあれこれいうほどのことはない。しかし、もう一点は、神経精神医学に進み、専門といえばおこがましいが、臨床てんかん学に挑戦し、とりわけ、脳波が好きだった。このふたつの出会い、ヘルマン・ヘッセと欠神発作が、今、四五年の歳月の後、多少の不協和音を発してぶつかり、少なからぬ戸惑いの感を否めないところとなってしまった。私なりに整理を要する課題となってきた次第である。

さてさて、まず、ヘッセの『車輪の下』、第四章を開き、主人公ハンス少年の問題の場面を、高橋健二訳で見よう。「……ハンスは終日ものうくぼんやり動きまわっていた。そしてだらだらと気乗りうすな勉強をした。あるときリビウスの時間に妙なことが起こった。教授がハンスの名を呼んで訳を命じた。彼はすわったままでいた。「どうしたというんだ? なぜ、きみはたたないのだ?」と、教授はおこってどなった。ハンスは動かなかった。まっすぐベンチにこしかけたまま、頭を少したれて、目をなかば閉じていた。名を呼ばれて夢からなかばさめたけれど、先生の声がはるか遠いかなたから響いて来るようにしか聞こえなかった。隣席の生徒に激しくつつかれたのもわかった。それはしかし彼にはなんのかかわりもたなかった。彼はほかの人間に取り囲まれ、ほかの手に触れられていた。ほかの声が彼に話しかけた。ことばを発せず、ただ泉の音のように深くやさしくざわめく、近い低い深い声がはなしかけた。それからたくさんの目が彼を見つめた――見慣れぬ、予感にあふれた、大きな、輝く目が。（中略）「ギーベンラート」と教授は叫んだ。「きみは眠っているのか」ハンスは静かに目を開き、驚いて、先生を見つめ、頭をふった。……」

一方、『デミアン』の方はどうか。I氏も書いているように、この方は、他者を見る目で書かれている。「……しばらくたって私は、彼のすわっている隣席のほうになにか異様なものを感じだした。その席がふいにからにでもなったような、ある空虚、冷たさ、あるいはなにかそうしたものを、私は感じだした。その気持ちが胸苦しくなり始めると、私はぐるりとふりむいた。すると、友達がいつものようにまっすぐにりっぱな姿勢ですわっているのが見えた。しかし、いつもとは全く違ったように見えた。なにか私のしらないあるものが彼から発散し、彼を取り囲んでいた。彼は目を閉じているんだと、私は思ったが、見れば、彼は目を開いていた。しかしその目は見てはいなかった。視力をもっていなかった。じっと動かず、内部か、あるいは遠いかなたに向けられていた。彼はまったく身動きもせずすわったまま、呼吸もしていないように見えた。（中略）彼の顔はあお白く、石のようにどこにも血の気がなかった。……」

ヘルマン・ヘッセの年譜をたどると、『車輪の下』は、一九〇六年、『デミアン』の方は、一九一九年に出版されている。ここで、ヘッセと脳波のハンス・ベルガーとを対比させることになるが、ベルガーが「ヒトの脳波について」、一四の論文を発表したのは、一九二四年から一九二九年の間であるから、まして仕事の違うご両人、お互いに知るよしもなかったであろう。ヘッセの作品の方が早いが、当時欠神発作と脳波など、その方面の専門家すら知らないことであったと思われる。

一九三六年にいたってギップス、レンノクスなどにより小発作が脳波上はじめて同定された。

ここで、興味深いのは、さすが大作家、描写されているふたつの思春期エピソードは、まさしくすばらしい状態記述であり、確かな観察眼である。これは、現代精神医学にとっても、教育的価値を有する症状記載といえると思う。

さて、小児欠神発作は、今のてんかん学では、なんらの前触れもなく、突然意識を消失し、また速やかに意識を回復するが、もうろう状態を伴わず、持続は数秒から十数秒で、まず三〇秒は越えないということになっている。

さて、この小発作欠神とヘッセの書いたエピソードを対比せざるをえなくなったが、結論的には、私の見解では、書かれた欠神様のエピソードは、てんかん発作のようなものが書かれたのではないと思う。小発作欠神はおそらくヘッセの若い時代にも同じような頻度で身近に遭遇するものであったろうし、ヘッセ自身がこの発作をもったかどうかはわからないにせよ、ヘッセ自身が作家らしい慧眼でこの種の突然の変身に極めて関心を有していたかもしれない。しかし、大作家であっても、神経精神医学的な表出である意識変容の状態鑑別は難しかろうと推察しうる。

『車輪の下』は、ご承知のように、ほとんど日本の私小説に近く、主人公ハンスはヘッセ自身の生活軌跡であるといわれている。今風にいえば、この小説は自我同一性障害に悩む秀才少年をきわめて文学的に叙述したものである。そのこころの軌跡をヘッセは繰り返し詳細に記述し、なにか、昇華された結晶のような輝きを放っているようにも思われる。少年の感性の豊かさは、逆に病的な感覚の領域に彷徨いやすく、神秘、幽玄の世界に、いわば遁走する。とりわけ、ハンス少年にとって、無意味な授業という場面は、すべての感覚を遮断したい場となっていく。物語の結末を、ヘッセはハンス・ギーベンラートの死をもって終わらせている。ヘッセ自身も二度の自殺企図を懊悩の中に脱し後年に結実させていく。ここに書かれたふたつのエピソードは、現実逃避を無意識に希求する意識変容の詩のように、私には思われる。

ヘッセ自身が体験した欠神発作様の体験を強いて医学に求めるとすれば、それは精神症状であり、定型欠神発作ではなかったように思われる。いずれのエピソードにも、十分な布石が書かれており、精神的に蓋然性をもって首肯しうる物語としての流れがある。晴天霹靂の意識のとぎれのそれではないように思う。事実、ヘッセ自身、一四歳の時、マウルブロン神学校に入るが六カ月後には脱走する。一三歳の頃から、詩人になるのでなければ、何にもなりたくないといっている。高橋健二訳書の解説にもあるが、ヘッセはこの頃、先に触れたように、心身のバランスを失い、不眠、不安、焦燥など、いわば強度の精神症状下にあった。ボルという保養地に、精神療法をかねて牧師のもとにあずけられている。この頃、借金までしてピストルを手に入れ自殺を予告するなど、異常な状態にあったといわれている。したがって、ヘッセの精神史の中で、はっきりと自覚された体験であり、意識に変容は来していたであろうが、秒単位の神経生理学的な意識消失発作のそれとして書かれたものではないと思う。若き日のヘッセはまた、神秘的な感化を祖父から受け、魔術師になりたいと願ったという。暫時の変身は自らの希求するところかもしれず、後年、筆者などが医学的にあれこれ詮索するのは場違いかもしれない。

「間脳症」の頃

昭和三〇年も終わりの頃といえば、ずいぶん古いと叱られそうだが、よくよく思い出してみると、この表題の「間脳症」も魅力的で、若かったわれわれを大いに引き回し、惑わせた主題であった。これもご多分に漏れず、いつとはなしに後方に消え去り視界から消えた。結局、証拠不十分、よくわからないままに、いわば反古に相成った。間違いだったという証拠もないままに。よくある精神医学なるものの変遷の典型であろう。十分なリターンマッチも行われていないようである。今日は少々くどいきらいも覚悟の上でリングにあがりたい。どうしてと問われれば、まだ多少の未練があることと、精神病の様態として、その置かれる場所の再検討が必要になるような気がするからである。

最近、分裂病と大脳基底核や間脳・脳幹部との関わりが、新しい角度から論じられ、解剖学的にこの目で捉えられる画像や脳内物質の知見から、にわかにあわただしくなったかの感がする。あたらしい器質論、あたらしい機能論が、かってのこの間脳症を棚卸しするかもしれない。重要なことは、その理論の是非ではなく、問題だったあの頃の症例であり、その行方である。なぜなら、間脳症のひとつの重要な症状である意識障害の有無が精神障害の基底にあるのかどうかといった症例の検討は、いつのまにか、未解決のまま、多くは症例報告のまま埃をかむって書架に眠っているからである。

今、その方の名前も顔形もまったく憶えていないが、わが駆出し時代の頃でもあり、強烈な洗礼として蘇る症例があった。中年の女性であった。ほぼ典型的な昏迷状態にあり、就床時は上を見つめたまま、立っているとそのままの姿勢。全体に鈍、ことばもなかった。強く促すとこちらを見られる。だいたいそういった状態だった。緊張病性昏迷と書かれていた。何病日目であったか、水道の蛇口に手を差しだしたまま、じっとしていられるのを誰かが見て、意識障害があるのではと言ってから、曲面は急転した。おそるおそる眼底をのぞいた。まるで金槌で熱した鉄を叩いたようなと言えばよかろうか、周囲に飛び散る血管の蛇行を見て愕然とした。鬱血乳頭。脳腫瘍ではないか。ほどなくして、その方は亡くなられた。解剖所見は第Ⅲ脳室周辺の悪性腫瘍と告げられた。

そのころ、ケアンズという人だったと記憶しているが、第Ⅲ脳室が周期的に風船のように膨大すると間脳症状が出現し、正常に戻れば消退する、周期的変動を見るとか、これもまたかなり印象的な症例が紹介された。これらは、結論的には器質性の脳疾患であるから、機能性とされる精神病とは異なるといってかたづけてもよいわけだが、臨床的最前線はそんなにシンプルには行かない。まあこういった動きに日々、感動する、そういう次第だった。

さて、この間脳として括られる部位の病変は、神経医学的には勿論のこと、精神医学的にも、新しい光明としてわれわれの前に登場したわけである。ここで、間脳症としてまとめられる病態を復習したい。便宜上、精神医学辞典にある高橋三郎氏のまとめを借用することにする。そもそも間脳と一口にいわれる部位は、視床、視床下部、第Ⅲ脳室、内側外側膝状体、松果体、乳頭体、下垂体後葉までを包括する。従って、それぞれの機能表出は多彩となる。病理としては、腫瘍をはじめ、炎症、外傷、血行性、中毒、変性、奇形などが挙げられる。

しかし、今ここで筆者が事を構えているのは、果たしてこれらの部位に、選択的に機能障害が起きうるであろうかということである。上に列挙した病因で表出される疾患はそれなりの症状を有するであろうし、意識障害のない精神症状があれば、それ以上に興味深い。一九二七年、ラトナー・J．は、生来性に規定された間脳の低格性による内因性疾患を間脳症と言ったそうである。その後、いろいろと錯綜混乱を見てきたわけだが、このラトナーの低格性内因性疾患と規定したところに核心があると言わざるをえない。申すまでもない、未だかって脳の局所部位と機能性精神疾患とが明確に対比されたことはない。が、もとよりこのラトナー説が承認の栄誉を得ているわけでもない。

近時、脳内物質の動向から脳機能「系」に帰せられる経路は、かのマグーンの脳幹網様体をはじめ、その後、ゲルホルンらの視床下部賦活系をあわせて、中脳網様体なる系を設定した。そして、脳内アミンが浮上して、なかでも、部位的に明確な核局在が示されてきている。思い出す。最初に戻って、昭和三〇年の終わりのころ、日々、精神障害の難航路に羅針盤を求めて異論続発。酒の肴にはすこし厳しい難題のなか、だれが言ったか、物事がはっきりしないもどかしさに耐えかねて、分裂病は皮質系精神病、躁うつ病は皮質下精神病などと、ヒステリカルに極論。それでなにかを整理したつもりでいた。精神疾患が脳の病変であることはそれとして、受けた教育が生物学的原因を求めたがる方向にわれわれを駆きたてる。左脳が幻覚・妄想障害に、右脳が感情障害に相応するなどという議論も同じ類のものであろうか。

当時、われわれは特発性というか、原因はよくわからなかったが、気脳写をさかんにやっていて、第Ⅲ脳室の拡大があり、なんらかの精神症状のみられる症例に出くわしていた。さきに述べた脳腫瘍の例や、ケアンズの例のように、急性脳器質障害としての意識障害が前面に出ているような症例ではなく、あっても意識変容として受けとめられ、文字どおり精神症状に終始する症例群であった。

間脳症の特徴的精神症状は先の辞典によると、次のようである。意識の変化は夢幻様、もうろう状態。幻覚は幻視がむしろ多く、活動性、意欲の低下がある。気分は変化し、多幸、抑うつ、不機嫌、ともかく不安定で、欲動の異常、つまり性欲、食欲の変化がみられる。人格は幼稚化、感じやすく、ヒステリー反応性、などなどである。そして重要なことは、経過はかんばしくなく、再燃を繰り返し、しばしば些細な心因によって症状が動揺する。まあ分裂病を書いても同じようになるところが面白い。

実際に経験した症例を思い起こしてみよう。第一例は一四歳の男子。落ち着きが悪くなり、しだいにエスカレート。怒りやすく、非常識、寒中パンツ一枚でいたりする。著名なパレイドリアがあり、夜間、入眠前に著明。ナルコレプシー様の症状や、食欲亢進、肥満、口渇、多飲など多彩。約二カ月続くエピソードとなって繰り返された。十代後半になってその頻度は減少した。強迫的、詮索好きな性格を残した。Ⅲ脳室横経9㎜。

第二例は二三歳の男子。一四歳頃から始まる一〇日間から一カ月続く持続性の頭痛、抑うつ感情、自発性減退、不眠のエピソードが四回みられた。一七歳頃からは、病期に発語しにくく舌もつれがするといったり、大儀で、離人感もあり、ときには自殺念慮もあった。リタリンが効果的であった。第Ⅲ脳室横経８㎜。紙数の関係で例示はこの程度とする。

当時われわれは、特に興味ある点として、特定の抑うつ状態と、精神運動興奮をもつ例に、第Ⅲ脳室拡大をほとんど唯一の器質所見とする症例があることを指摘した。ここで、明確にしておきたいことは、従来脳の器質的症候群として教科書に記載されてきたのは、ご承知のごとく、急性期は意識障害、慢性期は痴呆である。例示したような症例の精神症状がはたして第Ⅲ脳室の拡大に直接関係しているのかどうか、最終的にはよくわからない。しかし、近時再度、分裂病者の病前生育過程に器質的病変の影があると、主張されてきている。脳脆弱性というのもよくわからないところも多い。

古く、さきのラトナーの低格性も表現はあいまいではあるが、なにか、最近言われていることと大同小異という気もしてくる。「間脳症」の頃の「部位」を

「系」に置き換えてみれば、その頃も今もあまり変わりないのではという気もする。

文献の師

「師」は傍らにある辞書によると、人を教え導く人、手本となるような立派な人とある。医学の道においても、もとより、先達すべて師である。ここにいう文献の師とは、ささやかなわが研究歴にあって、文献の上で教えられ導かれた先達のことである。ただし、やや身近な師を意味する。すなわち、世紀を代表するような偉大な発見も、もちろん「文献」の師には違いない。

また、研究論文で引用するその他散発的な多くの先達も、すべて師のひとりには違いない。だから、ここにいう文献の師とは、自分の研究にとって、同じ方向性を持ち、同じような視点をその師に感じ、しかも、学会などでは時折お見かけし、話もちょこちょこして頂く、そして、なお同じように育っていく先輩というような師を意味したいのである。蛇足だが、直接の師弟関係ではないし、年齢も師のほうが若いこともあるということになる。

ひとりのわが偉大なる師を今思う。本名を今ここに挙げてもまったく問題はないが、N先生ということにする。ドイツはシェーンベルク生まれのオーストリア人である。

何かのきっかけで、臨床脳波の仕事をするようになった頃、症例研究を通じて、常に、そして必ずといってもよいほど、N先生の名前に出くわした。一九六〇年半ば頃のことである。EEGジャーナルが主だったと思うが、ともかくN先生の論文を勉強した。イントロダクションと、結果だけではなく、すみからすみまでよく読んだ。ともかく丁寧に、かっちりしており、用心深く、控え目だが、一方大胆に己を主張している文体で、ドイツ流が伝わってきた。

一九六八年に、縁があって、ウィスコンシン州立大学神経科てんかんセンターに留学したが、もともとその前にN先生のもとに行きたかったのである。席が近い将来空くかもしれないので、少し待ったらどうかという書状をいただいた。しかし、その思いはボルチモアからマディソンに変わらざるをえなかった。あれから二〇年経った。

N先生もそうだが、私も、脳波表現の内に潜む脳生理の意味とその深さに強く惹かれていた。ともかく、N先生の好奇心に満ちた迫力が今も伝わってくる。

第二一回日本てんかん学会を四国高松で主催することができたが、これもN先生の文献の弟子として、氏の観察を日本で広めたことが大きな力となったと思う。そして後年、N先生の書を翻訳し、そして、ある財団のお力で、日本にN先生を招聘することができた。

N先生のてんかんに関するその書物の序に、私は氏のことを次のように書いた。「……背は高くないが、いくぶん古風な眼鏡の奥に、臨床家のやさしい目、温和な包容力を持つ人柄が、そのまま第一印象として私に伝わってきた。数時間、多方面にわたるてんかん学の臨床を話し合うことができた。中でも、日本のてんかん学の水準がアメリカのそれとほとんど変わらぬこと、またその歴史は欧州の学問を継承して発展したことなど、きわめて広い知識に驚いた。とりわけ、彼の造語が日本のほうでかえって大いに流布され、アメリカ以上によく使用されていること、それを実際に広めたのは、〝君だ〟と、直接、面と向かって言われたのには驚きもし、また感激を新たにした。……」

今にして思えば、N先生は、いわば文献上の師を越えて、直接の師ともいえよう。

N先生は、実に多くの書と、研究論文を残され、今もメリーランドに最愛の妻アニーさんと健在である。しかし、先生は、オーストリアからアメリカに移られた、いわば留学の徒であった。決して順風満帆とはいかなかったと聞く。数多い業績にもかかわらず、長らくアソシエイトプロフェッサーの地位にとどまられ、退官寸前、フルプロフェッサーにプロモートされている。わが国以上に、偏見の存在が推測され、先進国アメリカの生々しい現実を身近に感じた。多くを語ることは、ここではできないが、アメリカの俊秀とは異なるものの、ドイツ気質を今まぶたの奥に感じて痛い。

次の師に移ろう。この場合は、若干前者とは異なる。ひとつの主題としての接点はあったものの、その後の研究歴は別々となり、指導を受けた時点の示唆がいつまでも心に残った師ということができる。

医師になってから、二、三年後頃だったと思う。ひとつの症例に遭遇し、それに関連した文献の師に出会った。そしてほとんど現在に至るまで、折りにふれて、その先生の名前を見、また耳にしてきた。しかも、その師は今大成されている。師を文献を通して知っていることが、私に正しかった引用を証拠だて、密かにこれを誇りにしている。

精神の身体化とか、神経症性精神化などという臨床表現を御承知であろう。腹部膨満を主症状とする心身症の一例について、中年の婦人の主治医になった時、文献上、K先生と出会った。以後一回も直接会ったことはない。そして後年テレビの医学教育番組で、そのお姿を拝見し、感銘を新たにしたものである。

問題点はというと、臨床症例のつかみ方、まとめ方などに強い示唆が得られ、現在に至るまで、何かいつも折りにふれ想起し、そして半意識的な影響力の偉大さに私自身が驚いている。先生にとっては、些細な臨床経験であり、数多くの論文のひとつであったかもしれないが、私の履歴の一時点と、先生のその論文とのいわば出会いがしらのぶつかりが印象を残した理由である。

さらに、先に書いたように、後年、そのスマートな講演をブラウン管に見た時、なるほど、そうか、K先生をして今日をあらしめているのは、あの臨床論文のまとめのようなそつのなさと、鋭い観察力のせいなんだと、改めて記憶の再構築を行った次第なのである。症例自体の話は今どうでもよいが、ベッドサイドの物の考え方、症例を取り巻く社会心理的背景、克明な生活歴の聴取、他科診療のヒストリーなど、どれをとっても、わが研修歴に多大の影響を及ぼした。私は、これで臨床症例のまとめ方を学んだといっても過言ではない。しかもK先生は内科医であり、精神科医ではない。その師に、あるヒントを与えられたことは、その後の自分自身の専門医としてのあり方に強い影響を与えた。

H先生のことも今、そして折りにふれて思う。この先生は、後年必ずしも、その論文のような方向には向かわれなかった。しかし、私の方向性とまったく同じような研究論文を、私より少しだけ早く学会誌に発表されていた。その論文は、私にとってはひとつの先駆であり、新しさという点で私はひけをとった。しかし、一方ではその論文のお陰で、自分の論考の中に感じていた不安と自信欠如が、少しは慰撫されていったのを今も思い出すことができる。そういう文献の師であった。そういう師の例もあろう。

H先生は、その後、別の臨床方面においてめきめき頭角を現され、精神科臨床で、指導的立場に立たれるに至っている。私の心に残る論文の師が大成され、その姿を学会で拝見して嬉しく、心強いとも思う。

医学の道において、人は様々な師に出会う。毎日毎日顔を合わす師もあり、わずか数年席を同じくした師もある。

私の周辺では、卒業したばかりのノイヘレン、つまり新入医局員には、ひとりのオーベン、すなわち指導医がつく。このオーベンは、かなり長期間にわたって、その優位を誇り、その短期間の指導のいかんにかかわらず、いつまでもウンテン、自分の下の医師を支配しているようにみえる。自分も例外ではなかった。中には、結婚式に、オーベンだけは招待者の中からはずせないと考える者もいる。恐ろしい限りである。いや、なかなかもって医学界の先輩後輩の上下はなお厳しい。

伝統が今もこの面では強く息づいているのは宜しいということもできようか。頑迷と古風には、それなりの趣きがあるというべきか。

三尺下がって師の陰を踏まずという。最近どうもこのような風潮はない。直接教えられるというよりは、情報過多の時代で、ましなことはちゃんと本に書いてあるからだろうか。

向井去来の旅寝論によると、「師は針のごとく、弟子は糸のごとし。針ゆがむ時は糸ゆがむ。このゆえ、師を選ぶは肝要」とある。むべなるかなである。

今回ここに駄文を弄したが、私にとって文献の師は、心の中に育つ鏡であり生涯を引く糸である。師にはいろいろあるが、文献の師もそのひとつの典型ではなかろうか。

頭部外傷後抑うつ

損害賠償請求が事件としてあつかわれ、双方の言い分に差があり、医学的に見てどうかの鑑定を求められることがある。こういう場合の出陣は、まず賠償神経症が疑われているのか、疑われていない場合にも、障害の程度が傍から見て軽く、とてもそれほど重度の状態に陥ることは思考しがたく、客観的な医学的検査結果にも、ひとつとして陽性の結果などないではないか、というように、加害者のほうに容認されないケースに呼び出されることが多い。

今回はいわゆる外傷後症候群として、一例は、一部器質障害をみとめられながら、精神症状の加重が経過を複雑にしたもの。もう一例は抑うつ状態から肺炎を併発して死亡したものの二例を示し、この種の問題を今一度考えてみたい。結論的には、このレトロスペクト士の見解は、ある状態にいたる因果関係について、大いに心因、あるいは状況因を肯定的に思考する立場であり、器質障害だけを客観視しようとする立場に反対ということを前もって申しておきたい。

事例A、五三歳、男。生じた事実は、本人の運転していた原動機付自転車に加害者の普通乗用車が接触し、本人が負傷したということである。その責任原因、様態、請求内容についてはここでは触れない。医学、とりわけ精神医学に求められる事項について考えたい。鑑定事項は、本人に生じた記銘力障害、性格変化、固定観念、フラフラ感、ぼけ状態などの精神障害、および中心性視野狭窄、複視などの視力障害は、交通事故によるのかどうかというものであった。

この例では、運悪く、受傷当時、すでに外傷に関係ないと相互により承認された脳CT所見があり、受傷時すでに小脳変性症があったとする鑑定が一度出されていた。これが、事態を複雑にした。細部はさておき、外傷によって、ある程度の脳侵襲は認められ、その後遺症としての記銘力障害、性格変化などは公認されていた。その上に、フラフラ感、手のふるえ、言語不明瞭などは別に進行していた小脳変性症によるとの異論がはさまれて紛糾にいたった。

そこで、当時の診療録を時間的に検討する必要に迫られた。紙数に制限がある。詳細にはできない。さて、受傷入院当時、意識は十分保たれていた。対光反射左欠如、左眼瞼下垂。くも膜下出血、左鎖骨骨折が外傷によるものと推測。

しかしというか、それ以後の経過が一元的でない。最終的にはなんと胃癌で死亡している。さかのぼって診療録を再度見る。期日の経過とともに、食欲不振、フラフラする、座ってぼんやりし、意欲がない。呼びかけにも返事をしない。頭が重い、元気がでないと言う。抗うつ剤を投与されている。このごろ、ほとんど一定の状態に達していると判断されている。いぜんとして動き少なく、元気が無いとある。朝起きるのがつらい、頭痛も朝が悪い。八カ月後退院。

以上の一定期間つづいた精神症状を、別の次元で説明されたために混乱が生じた。

ごく簡単な記述ではあるが、左動眼神経麻痺をきたした脳神経症状は固定し、あとは、外傷によって生じた精神症状に終始したことがお解りであろうか。つまり、抑うつ、食欲低下、頭痛、自発性低下、動作緩慢などは、外傷後症候群、あるいは、外傷後抑うつ症候群と考えられる。この例は、確かに脳器質障害がより明らかで、精神症状と外傷との関係は、精神科医によってはじめて掘り下げられるものであろう。

事例B、五〇歳。この例も被害者は単車で乗用車と接触、転倒し頭部を打撲。直ちに病院にはこばれた。意識障害はなく、脳震とうで、脳挫傷はなく軽微な外傷と判断され加療された。事故後の診療記録を見ると、しばらくはほとんど該当部の頭痛の記載がつづき、新たな所見はない。カルテは次第に空白というか、わずかに不定愁訴めいたもののみとなる。約六カ月通院後、受診しなくなり、ついで二カ月後現われたときには、多彩な症状の記載となっている。頭痛、食欲不振、抑うつ、痩せる、意欲減退などが随所に書かれている。同時に器質的検索が懸命につづけられ、他覚的所見に乏しく、神経性食欲不振か、などの考えが混じりはじめる。ほとんど就床していることが多く、家族も首をかしげる。全身衰弱の兆しが見られ、肺炎と診断されるにいたる。二カ月半後、治療の甲斐なく死亡。簡単に記述したので、十分な情報をここに開陳できなかったが、本人の死亡と外傷との因果関係ありやと、あらためて鑑定を求められたものである。軽微な頭部外傷、該当部の痛み、ついで多彩な愁訴、とりわけうつ症状を中心とするが、食欲不振と痩せ、そして衰弱。肺炎を併発、死亡という経過であった。

一般に、損害賠償請求や、普通の診断書の場合もそうであるが、外傷とそれに続発する精神症状の因果関係はとかく紛争のもとになる。概して否定的、つまり、精神症状は別扱いされる傾向がある。ましてや、賠償が不明確でこじれていたりすると、なおさら精神症状をおおげさな主張ととられ、賠償神経症という人聞くさい病名が登場したりする。一方は、その症状は頭部外傷のあの程度の打撃で生じるはずがない、他覚所見のひとつすらない、と主張する。そしてもう一方は、事故前にはなにひとつ不調はなく生活は順調であった。たとえ軽微な外傷であろうと、以来心身のバランスを失い、なにか自分を取り戻し得ない。生活のリズムを失なった。あきらかに事故に起因する。相互の主張は平行線で収拾がつかない。

これが、普通の精神科外来で単に診療される場合には、精神科医もその因果関係をすんなり掌握してなんら問題ない。ところが一歩外に出るというか、ことが社会的になり、利害が介入し、第三者がこれを判定するようになると、事柄が錯綜してくる。精神医学が突然弱者になり、医学という土俵に上がれなくなる。証拠？　検査所見は？　と攻められ、尻尾は垂れ下りがちとなる。

今回は特に筆者が長年こころにかけてきた頭部外傷（軽傷）に続発する抑うつ症候群について述べてきた。ここに記すまでもなく、うつ状態に種々の誘因があることは周知のところである。木村・笠原両先生は、従来内因性、反応性の区別が不十分であることから、病前性格、発病前状況、病像、治療への反応性、経過などを考察して、六類型を分類されている（一九七五）。その中には、性格（状況）反応型、葛藤反応型、などが位置づけられている。一般にうつ状態には、心因の強い神経症性、疲憊性、反応性うつ病がよく知られている。

教科書の復習のようで恐縮であるが、誘因を今一度振り返ってみよう。心因はまた反応性とも記述され、いっぽう状況因も勿論疾病に関与する。前者は、体験と症状との関係が、時間的―内容的に緊密であるもの。後者は、患者の体験として、心理的な因果関係が、明瞭には意識されない状況の変化が精神状態に影響を与えているもの、といえばよかろうか。今回の外傷の場合、本人の精神状態そのものに影響していると、自らが意識しているとも思えず、これを状況因とみなしてよかろう。状況因には普通、転勤、昇進、退職、転居などが挙げられ、病気、とりわけ外傷を忘れてはいけないことをここに強調しておきたいのである。頭部外傷それ自体の問題が大きくおおいかぶさっている。器質症候群の有る無し、頭部の入念に繰り返される諸検査、その間にしのびよるうつ気分の進行は意外に忘れられているように思われてならない。たかがといわれても、個人の反応性は衝撃の多寡だけにはよらない。この際もっとも重要なことは、ひとの持っている、維持している、生活のリズムであり、これが突如失われるということである。

痴呆と遺言

今回は、昨今の老人問題のひとつに触れてみたいと思う。さて、痴呆のある老人が遺言をした場合、後でその遺言は痴呆ゆえに無効であるという訴えが起こされることがある。それほど頻度は多くはないらしいが、今後増加する問題かもしれない。痴呆も精神・神経症状であり、障害をもつ以上、意思無能力の程度、範囲に差があり、法の目指す目的にそって処理されなければならない。

民事、身分行為として、満一五歳に達したものは、遺言をすることができる。遺言は生前の思いであり、何も金銭にからむことだけではないだろうし、複雑な内容とは限らない。ましてや、常識的で、法的にも適っていれば、さして問題になるようなことではないのかもしれない。実際には、遺言というと老人に至ってする行為であり、その八五％は六〇歳以上でなされ、七〇歳以上だと六六％と教えられた。そのなかで、異議申し立ては三％以内だそうであり、近親者を除こうとする場合が多いらしい。最近、相次いで二例の遺言作成時の心身の状態について鑑定を命じられた。事例を提示することから始めよう。

事例1。事件本人の男子三人の争いになったケース。生前、長男とは、長く、金銭問題で常に反目していた。次男とは、特に争うようなこともなかった。三男を可愛がり、特にその嫁が気に入っており、互いに同居してきたし、よくよく故人の面倒をみている。死亡三年前、遺言が作成され、この三男夫婦に遺産のすべてを与えるとあった。これが訴訟にいたったものであり、遺言作成時、本人に痴呆が認められていたので、長男は痴呆老人の父には、すでに遺言をする能力はなく、無効であるとの訴えとなった。

この事件本人は一九一一年生まれ。就学も十分で、地方の県庁に定年退職まで勤め、民間の会社に移って六五歳まで健康であり、とくに既往歴に問題はなかった。一九七四年妻死亡。一九八五年、七四歳時、脳血栓にて入院加療、以後、病院、特別養護老人ホームなどにあったが、一九九二年、八一歳で死去。さて、問題となった痴呆の有無、その経過を診療録、寮母による生活記録から推測しなければならない。

結論から先に述べると、故人は脳血管性痴呆にあったようである。そう結論してよい資料であった。一九八九年頃、七八歳頃より、ホームにあって、怒りっぽい、抑うつ、幼児化など、精神症状が出現したとある。二年後、内科医により、旧長谷川簡易知能テストが施行されている。一〇点と記入されている。そして、その末尾に高度痴呆と書かれていた。問題は、この程度の痴呆で、遺言内容と効果を弁識し、自発的に思考し、口授する精神能力があったのかどうかである。生前、内科医より高度の痴呆と診断されているのではあるが、遺言公正証書作成時当時の寮母数人のかなり詳細な本人の生活ぶりから、本人には確かに痴呆はあったようだが、いわゆるマダラ痴呆と思われ、ある面では生きた感性が十分に残されており、喜怒哀楽が生々しく残されている。かくして、鑑定人として、生前の本人と三男夫婦のこころの交流は、すべてを三男に与えるとする、簡単単純な遺言を可能にしたと結論した次第である。この際強調しておきたい。感心したのは施設の寮母さんたちの具体的、かつ首肯しうる記述であった。本人の人柄、怒るときの情況、人によって異なる言動、などが、本当によく書かれていたのである。

事例2。八五歳で再々婚し、相当額の遺産をすべてその妻に相続させるとした遺言に対して、養子縁組の息子夫婦から、遺言作成時、本人はすでに痴呆が進行しており、婚姻も遺言能力もなかったとする訴えのあったケース。

事件本人は、一九〇八年生まれ。八八歳で肺炎にて死亡。二五歳時養子となり、養母の次女と婚姻。生涯二人には実子はない。幼少より健康、順調に成育。旧制の師範学校に学び、定年退職。四〇有余年、教職にあり、校長職も長く、退職後も県校長会事務長を勤めた。家庭のほうは、最初の妻は六三歳で死亡、本人この時六八歳。さかのぼって、一九四七年、妻の姪を養女としてむかえ、養子をとって縁組。一九八九年頃まで、だいたい同居に近い形を保ってきたが、金銭問題、不明の失火事件などが重なり、本人と養子夫婦の間に角逐がみられ不和となっていった。事件本人は、妻死亡後、一二年目に一度再婚したが、三年後には離婚。

すでに八〇歳であった。事件の核心部分である遺言問題は、その二年後、再度婚姻届けの出された三人目の妻への譲渡をめぐって起こされたものである。この背後には、調査資料から、老後のケアについて、終始強い確執が流れていたようである。また、事件本人には二度目の再婚の頃から、すでに三人目の妻への結婚願望があったともいわれている。一方、生来病歴といわれるほどのものはない。晩年にいたり、家人との間に同居、再婚をめぐって懊悩し、このことは生々しくその書字に残されている。このいわば神経症といってもよい時期に、次第に老齢による言動のみだれ、そして痴呆と思われる症状の重畳がみられてくる。一九九三年、養老院に入所。その間、精神科外来を紹介されている。同年、つまり八五歳時、遺言が作成された。明けて、一九九四年、九カ月間、保健施設に通所。ついて、ある施設に入院、のち、二年後、肺炎を起こして鬼籍に入る。

このケースの問題時の痴呆はいかようであったか。一九九四年、死亡二年前、長谷川式簡易知能評価スケールが行われていた。唯一の客観的データであった。合計得点は一二点であった。それを見ると日時の見当識は失われているが、場所のそれは保たれ、簡単な計算、「100－7」はできている。三つの言葉の記銘もよろしい。三桁、四桁の逆唱も正解。野菜の名前は六つ。診断的には、身体機能のほぼ完璧な維持などの記録からアルツハイマー型老年期痴呆を推測し、その病期、経過は第二期前半にあったものとして報告。婚姻、遺言意思能力は残存していたものと結論した。

以上、二例の鑑定経験を述べたが、最後に痴呆をもつ人の遺言意思能力について若干のまとめが必要であろう。私の場合、二つのキーポイントがあった。ひとつは、遺言作成前の言動と遺言内容に蓋然性のあったこと。そして、遺言がきわめて簡単でそのすべてを与えるという、つまり、高い能力を必要としないものであったことである。一般に、遺言意思能力が有るか無いかを判断する基準としては、遺言当時における、判断力の程度、年齢、病状、前後の言動、日頃の遺言に対する意向、遺言する者とそれを受ける者との関係などが考慮されていなければならないといわれている。もうひとつここに付け加えるとすれば、その遺言の後に及ぼされる効果を理解できているかどうかがある。グッドフェロー（英）という人は、その指針として、1．結果の性質の理解能力、2．財産の性質と規模の想起能力、3．近親者の氏名、遺贈に対する要求を想起する能力、4．病的精神状態がないこと（自然な感情を曲げ、決断に影響するような）、以上を列挙している。わが国には、どうも今のところ、明確な判断基準は存在しないようである。

法的なことはこの際おいて、ごく臨床的範囲で、私見を付け加えるとすれば、遺言者の最終意思の尊重のため必要な知的水準は、長谷川新版で一〇点程度以上であろうかということで結びたい。

学生講義と「精神科」偏見

学生の講義について、折りにふれていろいろの人から意見を聞く。その時、異口同音に、どうして出席者が減少していくのか、という命題にぶつかる。ひどい大学では、ついに四名になったというのを聞いたことがある。精神医学講義の話である。この極端な場合は何か学生に事情があったのかもしれない。しかし、概して欠席が多く、教授陣の悩みの種になっていることは確かである。

私などの場合は、あらかじめ自分の印を押した紙片を、いつ配るかは別にして、秘書嬢にお願いし、人数分だけ講義中にそっと個人個人に手渡す。講義終了後に、それを私の机の上に持って来てもらうことにしている。出席率は非常によくなった。なんとも情けない話ではある。自分の講義の改良や工夫でよくなったわけではないからである。しかし、と言いたい。現今どんなに弁舌さわやかであったり、また名物教授であっても、旧態依然たる講義形式では所詮駄目なのではなかろうか。出席日数が三分の二以上ないと、校則により、卒業試験は受けられない。わが校では、したがって、学生は四〇数回ある講義のうち、一二日位はさぼれるから、うまくやっているようである。仕方なしに出ている学生が相手でも、それでも多い方が身が入るというものである。

今は情報源は限りなく豊富である。少なからず穴のあいた私などの講義録よりは、網羅的で、簡潔な、国家試験用の手引きの方が彼らには必要なのである。「人」との出会い、教師の人柄との触れあいなどの期待は、まことに心細い話であるが、あまりインプートされない時代であろう。土台、「講義に出ろ」と言う方が無理なのかもしれない。精神分裂病はどんな病気で、病者がどのように社会生活をそこなわれるのか、そんなことはどうでもよいわけである。要は、思考途絶と、思考制止の区別が、知識にもならない判別嗅覚で振り分けられればよいわけである。事態は絶望的なのか、それともこちらが嘆いているだけで、学生は発展し、新しい時代をつくり、そして同世代の病める人に対峙していくのであろう。まあそう思わざるをえない。精神医学の研修は、今や、時代の要請でありながら、それほど教育面において重要視されているとは思えない。精神科医が術や技をもたず、さりとて、基礎的脳科学も、本格的な生物学者の真似ごとに終始している以上、われわれの道は厳しい。今の時代、〝教え〟を乞うというのは、誰が誰に、どこで、どのように、まったく自家撞着のきわみである。ほんとうに、デプレッシブになってしまう。

大分前になるが、香川県の精神保健センター発行の「香川こころのけんこう」に、雑感を寄せ、精神科偏見の払拭について書いたことがある。同じことになるが、私自身、この問題をすっきりクリアしていないので、再度書かせてもらいたいと思う。

「精神科」という表現のもつ様々な響き、その拡がりは、依然として、臨床面における大きなハザードになっている。いわば偏見と誤解の類である。

その中でもっとも根強いのは、一般の医師のもつ精神科に対する偏見である。普通に言えば、「精神科の先生は変っているからな」というやつである。そして、もうひとつは、精神科医になるとはどういう志向性の持ち主なのであろうと、いぶかるその心中の思考過程である。

では、ほんとうに精神科医は変っているのだろうか。もとより、精神障害、性格異常は、人口あたりの発現率から言えば、当然身近かに何人かは、いることになる。したがって、内科医にも外科医にも同じことが言えるだろう。要は、その頻度が高いのかということになる。残念ながら、何らかの統計資料の持ちあわせはない。そこで、雑なことになるが、同窓会名簿などを持ち出し、私の医学部卒業後三〇年あたりの同級生の予後（?）をあえて申し上げてみよう。精神科医を目指した七名のうち、大学勤務一、開業三、家庭裁判所医師一、総合病院一、県保健センター一であり、いずれも「長」のつく者ばかりである。しかも、とくに異常を認めていない。もともとの偏りも少ないと確信しているし、あったとしてもノーマルバリエーションであろう。ただし、自分自身のことは今除いている。

しかし、このノーマルバリエーションこそ、そのポイントだと言われそうなので、重ねてあえて言わせてもらえば、私のつたない診断学ではあるが、まず、大丈夫であることは保証してよい。こうしたわずか七名の予後では所詮物を言うこともできないから、その前後、いくつかのクラスで検討してみても、そのような事実をつかめない。それどころか、自殺されたらしいドクターの人、また詳細を論じにくいが、いろいろの精神障害を不幸にして背負ったドクターたちは、多くの科にわたっていて、何も精神科医に偏った事実ではないことがわかる。若い頃、精神科医になれば自分で精神障害を予知できたり、自分を診断して治療するとか、あらかじめ防御するために選んだのか、と笑い話をしたことがある。まあ少し前に進もう。しかし、どうしてこういう偏見が根強く在るのか。今改めて考えた。ひとつの原因を探りあてたと思っている。

それは、大学における精神医学の講義にも原因があるのではないかということである。それは何か、そして何をどうするか。一試案であるが、精神分裂病などの重度な障害の章を簡略化してしまいたいということである。学生時代、どんなに熱心に聞きいっても、思考途絶という重要な精神分裂病の症状理解はできない。言葉の意味はわかっても、真に理解はされていない。卒業後精神科に入れば、ものの一〜二カ月で、思考途絶と思考制止の区別はすぐわかり、分裂病診断は間もなく可能となる。したがって、精神科を将来目指す者には、あのやりにくい講義はやめてよい。そして、精神科に来ない者たちに、サービスのつもりで、できるだけわかりやすくと願い、例えば、「中学二年のとき、担任の女教師が僕に笑いかけたのを急に思い出した。あれ以来、先生はずっと僕に恋愛しているんだ（大月三郎、「精神医学」より）」など、これを妄想知覚と言うんだと話しても、ゲラゲラ笑って受けとめるだけで、変な学問！　と思われるだけだろう、ということになる。逃げるわけでも、避けるわけでもないが、もともと、〝hyperdopaminergia mesolymbica chronica〟（慢性中脳辺縁系過ドパミン過剰症）などと物申せば、にわかに聞き入るような医学教育だから困る。流れがそのようにできている。認知、観念連合、統合などのメカニズムはいずれ科学的にうまく表明される時が来るであろうが、このような脳機能は、学生にとっては、無縁で、何かわけのわからない変ったことを聞いているように思われるらしい。悲しいことである。まあ、話す方もむずかしい主題ではあるが。

従来の教科書の、二、三を取り上げてみると、精神分裂病にさかれている頁数の割合は、機能性精神障害の一〇％を越える程度である。これが多いか、少ないか、今筆者にはわからない。ただ、講義にのぞむ態度として、精神医学では、精神分裂病性障害がもっとも重要であり、その中心である、という気負いが気になる。これは専門性優越性に根ざすプロフェッサーシップの表現であるだけで、医学教育全般への寄与として問題が多いと言わざるをえない。重ねて言うが、重度の精神病講義は、もちろん大切ではあるが、きわめて専門的なものであるかの如く厳粛にやらない方がよい。いくらやっても、その異常性のみがおもしろおかしく学生の脳裏に刻まれるだけで、決して記憶されないばかりか、よくもそういう異常性の中で仕事ができるもんだ、くらいの学習効果しかない。

医学部の全体教育の中では、精神医学の総論で、症候学を説明したのち、いかに多くの疾患の中に、精神医学的関与と、治療上必要な事項が多いかを、一般疾患の重なりとして教える。これを症例を示しながら説明していく。そして、心因や反応性障害をもっと重視する方向を取る方がよかろうと思う。教師サイドが器質要因、生物学的要因をより思考しているなという学生の嗅覚は、所詮未知なるものが多すぎ、結局遺伝だなという位の地点に到達してしまい、他の異なる方向に歩みを変えるだけである。ほんとうにひと握りの学生が、脳科学に進みたいと思えばそれでよい。一般多数の学生に対しては、精神障害の心因や反応性などをしっかりのみこまさなければならないのではなかろうか。社会的にも重要なテーマはいろいろある。思春期障害、産中、産後のケア、文化ショック、災害と精神障害、アルコール問題、サイコオンコロジー、などなどである。老人の精神的諸問題ももちろん重要なテーマである。こうした一般に理解されやすい側面を、精神医学が補足加重することによって、精神科偏見や誤解の是正につながるに違いない。全国に展開されている公的、私的なメンタルヘルス運動にしても、いやが上に精神科医への参加要請が強い。しかし、精神科医の参加自体が、個々のケース介入への妨げとなっているケースもまま多い。この社会第一線での強烈な偏見是正のためにも、一般医師自体の偏見をまず正さなければ事は進まない。精神科イメージの変貌を期待する上で、大学教職に課されている宿題と責任は重い。

精神科の病気は治らない

学生が卒業後の進路を思案する時、入学当時は精神科を志望する者が少なからず、のち、次第に減少、実際にやってくるもの多くは無しというのが私の実感である。

初々しき頃には、精神科を心理学と同等に夢見ており、多少とも好奇心をくすぐられるらしい。加えて、精神分析など、書店に立ち読みすれば、それだけでも未来は魅惑的に見えるらしい。学年が進行し生物学も、いよいよ凄まじい現実感をもって迫るとき、いつのまにかロマンテイックな未来は消え失せる。そして、精神科とて、きわめて切実な現代の課題をいわばザッハリッヒに抱えている。それも医者らしくなく、白衣の権威も役たずの予測が見えてくると、精神医学は遠退くらしい。

もっと身近な敬遠の理由に、この章に掲げた「精神科の病気は治らない」という回避理由があるらしい。無碍なるかな。治らない病気は精神科だけではありませんとは言わないが、よくよく学生から質問されるところではある。ひとりの学生と交わしたこの課題を「対話」として例示してみよう。


「先生、精神科の患者は治らないんでしょう」

「いや、ずいぶん良くなっているよ、最近は……」

「回転ドアとか言われ、何かあるとすぐに再発するんじゃないですか」

「なにも、事は精神科に限らんだろう、内科だって、むしろ、治らない病気が多いんじゃないの……」

「訂正不能の妄想は、治らないんじゃないですか」

「いや、症状を興奮というように置きかえて考えてごらん。何らかの刺激症状で、脳内に興奮性過程があり、ちょうどアルコールのようにね。その時、日頃は潜在していたパラノイックな思考が出てきてね。……だから、興奮をおさえれば、また妄想もなくなるんだよ」

「なるほど、しかし、そのうしろにある人格的なものや、妄想的である思考過程はかわりないんじゃないですか」

「たしかにそうだ。それはそれとして、もっと治療的チャレンジの話を聞いてくれ。実は自分なりに困っていることが逆にあってね。通院中の精神分裂病の患者さんで、ほとんど完全に症状は消褪している。とても分裂病診断基準を満たさない。それなのに、再発の危険性ありと、経験的に判断し、また、予後調査上からも、ずっと服薬を維持させているケースは多いんだ。これは予防医学的と言えるのかね。病名がないと、保健診療上困る。だから、もっとも気にしているのは、患者さんに対する私の気持ちだよ。つまり、病名を維持させているんだ。まあ欠陥状態とかなんとかこじつけてね。だけどスプールロス、うん、痕跡もなく治っている人もあるんだよ……」

「さきに言ったんですが、ほんとうに治るということに関して、先生は……」

「いやわかった、治療にはいろいろの動態があるんだよ。ひとつの症例を出すから聞いてくれたまえ。原始的情動反応の例で、憑依状態は知っていますか。『つきもの』とか言うでしょう。六四歳の女の例。数カ月前から、なんとなく元気が出ず、朝起き出してこないことが多く、食欲不振、不眠に悩んでいたんだ。直接、診察に来てくれていたら、言わば『うつ状態』らしいことはすぐに判断できたと思うんだが。ともかく、この状態を脱するべく、地方医を受診して、自律神経失調症とか、いろいろのことを言われて経過した。なかなかはかばかしくない。ついに、『おこもり』をはじめた。その頃、誰にも理解してもらえないと言いだし、自殺企図があったそうだ。家族は、いろいろ考えたが、狂言自殺くらいに考えたらしい。ある日、この婦人は、通行中、その村に『筋《スジ》』の人と知られている近所のしっかり者の婦人に、じろりとにらまれたと言う。その時、はっきりと、『この病気は、犬神《イヌガミ》憑きのためだ』と、霊感のようなものを感じたと言うんだ。以来、時折、そのスジの婦人とそっくりの言い方で自分に命令し、それに対して、自分本来の声に戻って返事をするなど、奇妙な振る舞いを見るに至った。

その方はハセさんというんだ。〝ハセさん殺せ、ハセさん殺せ〟とか、そのスジの人の声色に、そっくりの調子で言ったそうだ。香川県のC総合病院を受診したときも、診察室で、そのような状態をみせたらしい。このような憑依状態は、たびたび見られたんだが、本人には、半憶えの出来事で、詳しい心的状態は不明だった。精神科でいうところの意識変容下にあったといってよいだろう。ともかく、抗うつ薬で治療をし、寛解に達したんだ。以来、憑依状態も消失し現在に至っているわけだ」

「すると、四国にも伝わる犬神俗信にとりつかれた例ですね……この例は大変良くなって、また元の村の生活に戻れたわけですね。それが、先生の言いたい治癒と、……少しわかりにくいんですが……」

「いや、この例には思い出が多くてね、もとの社会生活には戻しえたが、いろいろ考えさせられたよ。私の言いたいことはこうだ。君の住んでいる社会を今仮に、この婦人のように、シャーマン文化をもつものと規定しよう。この生活圏の中で具合が悪くなった母をもつとして、君は医師を訪ねる。医師はシャーマン文化の外側で接し、『迷信』打破を治療の中に組み入れたとしよう。この対応はよく見かける。説喩的な接し方だ。それでは結論的にうまくいかない。反応性精神症状もよくならないし、第一、君はその医師を避ける。何故か、住んでいる世界が違うと判断するからだ。次に進もう。医師が文化圏の中に入っているとしよう。そうなんだ。この時はじめて医師・患者関係が成立するんだ。その時大切なことはね、犬神俗信をそっくり医師の心の中に入れて受けとめるんだ。否定したりしてはいけない、わかるね。だから、治った病気は反応性の部分だけだ。つまり、不眠、抑うつなどだ。俗信は変えられないんだよ……おわかりかね……治すというのはいろいろあるわけだ」

「所詮、はじめに戻りますよね。結局治るとはどういうことなのか。先生は答えていない……」

「いや十分答えているよ、その婦人はちゃんとその村でりっぱに社会生活をしているときみも受け止めてくれている」

キャンパス乱気流

学部学生にあって、すでに人体解剖の実習も開始されようかというような時期に、それまで浮き沈みしていたのか、それともあまり自分では意識していなかったにもかかわらずというべきか、「わたくし、はたして医師になっていいのでしょうか」などを抱いて、教授室に来る学生がある。在職中ひとりやふたりではなかった。

この場合、精神科の教授室のみがその対象とは思われない。医師に成れるか成れないかの能力を思案しているのではもとよりない。自信がないというのでもない。つまるところ、自分が医師に成りたいと、自分自身ほんとうに願望しているのかどうかがわからなくなっているわけである。これ、エリクソンを待つまでもなく、はやりの自我同一性の未確立、あるいは拡散である。「偏差値に抜きんでるものあり、よって、医学部を目標とされたし」という御託に従った。医師たるものについて当の本人に実感なしということである。

このような学生の予後はどうか。かなりの者が方向転換したり、精神科外来に通院するようになったりで、すんなり説得に応じて、多少遅れをとろうとも医師免許証に到達するというケースは多くはないように思う。どんなに遊びに熱中しても、スポーツに疲労困憊しようと、医者になりたいという輩は、なんとか成っている。

今、もうひとつ、入学時に、はやりの言葉で、なになにする理由（ワケ）というのを医学部（医大）にきた理由として、照れと衒いの、いわば集団防衛のあることに触れてみたい。

秋になると、例年わが校でも「医大祭」が行われる。いつとはなく、私の机上にも、そのパンフが置かれる。

大学祭には、その年々のメインテーマが掲げられる。特別講演者の知名度の方が優先して、テーマの影が薄い時もある。「限りなき前進のために」「今、人間らしさとは」「この歩みを確かなものに」などなど、ありきたりのキャッチフレーズでそれらしく表現されていたりすることが多い。時には「ウイル（will）」だとか、「スパークリングナウ」「エトバス」など、すこし学生らしいひねりをみせたものも見られる。

さて、最近、「僕が医大に来た理由《わけ》」というのがあった。これには少し先行要因があるのか、少し前も同種のものがあり、「医大という名のもとに」というのもあった。このテーマに大小二つの点が気になる。まず、今、あからさまに、医学部にきた理由を問い直そうとしているところ。学園祭のテーマに、自分がどうして医学を選択したのかを、いよいよ堂々と問おうとしているのにはいささか戸惑いを憶える。入学試験の面接できまって尋ねられるテーマに自ら挑もうとするわけであろうか。この問い自体にいわば学部優越性、おごりなどの要素がなければと思う。もともと、医師になりたい理由は自ら決めて受験しなければならないところであろう。

私の願いは、これから先アイデンティティ障害に陥ることなく、医師になりたい理由を生涯に亙って問い続けて欲しいと思うのである。

もうひとつ、僕がという男性表現である。今、女子学生は一年から六年生まで、すべて三〇％を越えている。因みに昭和三七年、全国の文学部における女子学生の比率が三七％に達し、大学はハンドバッグかと亡校論が時を賑わせたことがある。あれから三〇余年、今、医学部も三〇％の大台に達している。その論議は今できない。ただ、僕が医大に来た理由《わけ》と、男子と一体化した表現を女子諸君が許しているのか、単にはやりのキャッチフレーズをそのまま転用しただけで面白く表現したのか、などが気になる。三〇％を越えても、まだ花嫁学校の気持ちなのか。

総じて、どこにも医学を選択したもっともらしい理由を見つけることができないし、この「医大村」の住民になった理由《わけ》をどこにも発見できないのである。僕が医大にきた理由《わけ》は、まさか、医師免許取得センターに入所するためではあるまい。真の医療は根強い文化の基盤がなくては育たない。

この章の終わりに、教官であった著者の、国際交流を通じて得たある感慨、多少とも、すくなからずあわてたというか、自我確立の十分できていない、内心忸怩たるものありの体験を書き添えておきたい。

国際交流表敬訪問でカナダはカルガリーへ出かけた。サンフランシスコで乗り換え、同じUAで、746便、16Fに身を沈めた。あと三時間弱、まあ辛抱と腹を決めた。隣に、当初、孫とおじいちゃんかと思った親子がいた。白人は老けて見えることがある。おつむのてっぺんが私と同じ程度だと見てとったための錯覚であった。よく見ると、まだ若そうである。白人の年齢を間違えることは多いが、向こうもそう思っているらしいことも、いつか聞いたことがある。子供の言葉が多少聞き取れるように私も落ち着いてきて、離陸後、うつらうつらしていた。「ダディー」、何度も呼びかけるのが耳に入る頃から、はっきりと父と娘、つまり四十歳前後と四～五歳の娘と判断した。あとで、バゲッジカウンターでわかったことだが、父の方は草履、つまり日本人式の緒のついたものを素肌で履いていた。どこかグレグノーマンに似ていた。隣の席だし、肘と肘とが当たることもあり、なにか会話をするようになった。正直言って私の方は寝不足でもあり、外国旅行で、相好をくずして無理に下手な英語を言ってみようかという時代は通り越していた。型どおり、「ドクターか、君は、なにが専門か、学校で教えているのか、じゃあプラクティスはやらないのか」などと進んだ。当の娘の方は、なるべく遠くからという風で、この東洋人を眺めていた。目が合うと、子供らしいアクションを示したり、横目でうかがったりしていた。

物珍しいというのではなく、むしろ警戒する風が見て取れた。父と娘の組み合わせを、私の心は尚探っていた。「六カ月の男の子がいて、ワイフは今家を出られないんだ」と、男は説明した。私の方はと言えば、「決して関係は悪くないな、まあそういうものなんだろうかな。しかし、本当にそうなのかな」と思ったりしていた。片側三席の中央の席についている機内電話機をしきりにいじっていたその子がマミとこれで話したいとせがんでいるのをみて、まあ関係は悪くないんだろうと思い直した。娘とどうしてカルガリーまで二人で行くのか、まではもう聞くまいと思った。

「ニュージャーシーからニューヨークに出て、サンフランシスコ経由で、カルガリーに行くところだ」「もう一五時間乗っている」「この子は途中よく寝たんで、こんなに元気なんだ」「カルガリーには、一六年も住んだことがある。雨が多く、寒くて、まったく、ボアリングな所だ」などと言う。カルガリーを良く思っていない風が読みとれた。

そうこうするうち、その娘からちょっと口を突いて出た言葉がぐさりと私の心を突いた。「ディファレント　ネイバー」であった。その子は私のことを、いわば「隣は違う人」と感じていたのである。もう少し言えば、「私たちと違う」、あるいは、「変わった人」と言う意味であろうか。アメリカは多国籍の集まりであるのはいうまでもないが、人種というだけではなく、何か、なお、異なる印象を持ったのであろう。国際交流の会議中、何か重い思いが、初秋のカルガリーの空のように胸を塞ぐのを感じていた。

最後の追従者

筆者の臨床歴のすべてと、精神科に登場してきた現代の向精神薬開発の経過はほとんど一致しているのを今ある感慨をもって懐古している。つまり、クロールプロマジンから、ごく最近の非定型とか称される抗精神病薬、そしてSSRIうつ病薬までが、すっぽり自分の駆出し時代から定年退職までと重複している。今でも、患者の治療カルテに、コントミン一クールとして、一日一回、一〇ー一五回の注射計画が記載されていたのを思いだす。そして、あれから四〇年、ハロペリドールを頂点として、種々精神障害はおびただしい数の抗精神病薬に否応なく曝されてきた。

一方、治療の自分史には、いまわしい身体治療のあったことをもここに書き添えなければならない。懺悔をもって。昭和三〇年のなかばには、まだ発熱療法、インシュリン・ショック、けいれん、そしてロボトミーが行われていた。そのいずれにもいわば最後の追従者として、多くはないが、かかわった最後のランナーかもしれない。もっともけいれん療法だけは、今でも一部行われているが、あとの三つは、若かったわれわれの前でそのすべては葬られた。

インターンをなんとか終了し、なにも知らない、どうしていいかも元よりわからない、怖ず怖ずした硬い新人、ノイヘレンとして患者さんの前に立った時、否応なくその日の役割が情け容赦なく突き付けられた。そのひとつはインシュリン療法に携わることだった。おおくは記憶の彼方にある。思い出したくない心性が詳細を消し去ったのかもしれない。わずかに、あの朦朧とした患者さんの瞳孔観察のことが蘇る。間髪をいれず、古びて汚なかったあのヤカンの砂糖水を患者さんに飲まさなければならない。遷延コーマはやっかいと教えられていた。正直に申すが、瞳孔の大きさと簡単に言うが、そんなに容易なことではない。刻々変わるその大きさ、一方向に進むというのではない。そのなかでどうしたか、告白する。病棟看護婦の主任などとの目配せを瞬時感得するのであった。今です、というベテランの指示であった。

発熱療法のことは、どういうわけかどうも思い出せない。実際にはただ病棟でオーベン諸氏のすることをただ傍で見ていただけだったのかもしれない。しかし、当時はまだ進行マヒの患者は多く、精神病を進行マヒかも知れないと疑うのはよろしいが、その逆はもっとも戒められていた時代である。神経学的検査はお手のものであったわが教室のこと、毎日、腰椎穿刺に明け暮れていたし、ペニシリンの大量がすでに行われており、発熱療法は廃れていたのかもしれない。それでもマラリヤ発熱療法がほんの二〇年前、ヤウレッグの論文に対してノーベルプライズとなっていたこともみんな承知していた。

さて、ノーベルプライズといえば、もうひとつのあのロボトミーにも触れておかなければならない。驚くべきことに、その創設者、ポルトガル・リスボンのモニス教授には一九四八年、すなわち戦後まもなくノーベル賞が与えられた。ほぼ時を同じくしてわれわれの教室はともかく、世界にひろまり、むしろあっと言う間に視界から消えたと言うこともできる。時期的にはほとんどその最後のころ、数例の症例の手術に参加した。前頭葉白質切裁術である。おそらく、ロボトミーに加わった最後の追従者のひとりかもしれない。この治療法はそれから後にもこれをよしとする学者もあったことを付け加えておく。

思い浮かぶ、あの小さな手術台の上で、シーツの下から、不安に怯えながら、大丈夫ですかを繰り返していた患者さん。情動興奮、苦悶、衝動、攻撃性など、重度の精神症状を繰り返し、けいれん療法も無効で、このロボトミー以外には道がない。そういう人に行うと指導されたものの、今、はたして十分なインフォームドコンセントをしたのかどうか定かな記憶もない。当時のこと、ごく簡単な説明をしたに過ぎない、そう思える。なんとも言えない無力感、悔悟の念や切なるものがある。

後年、このロボトミーを受けた人たちの頭皮脳波を追求したのも、心中おおきな後遺症の起こらないことを念じた思いのあったことを告白したい。研究結果をここに述べるほどのものはなく、いわば習作の域をでないものであった。前頭部の頭皮脳波はご承知のごとく後頭部のそれと異なり、アルファー波の出現もわるく個人差もある。不規則脳波をみるということだし、この治療前後の脳波記録がどの患者にも行われていたわけではない。今言えることは、明確な徐波が両側前寄りに認められたり、発作波を獲得していくような症例があったかどうかなどの重要な観察結果はえられなかった。

いっぽう、けいれん療法のほうは、いまだに、おそらく、ほそぼそと行われているようである。筆者も、昭和三〇年代のおわりと、四〇年代のはじめ、多い日には数十人という人たちに行ったことがある。そのなかでも、これもまた懺悔の告白に近いことになるのだが、治療場面の配慮に欠けるところが大であり、もう少し患者・医師関係の一対一の個別的雰囲気のなかで行われるべきであったと後悔している。まったくひどい対応であった。並んで待たされている人たちの表情は不安と恐怖に慄いていたのを思い出す。後に、てんかん性障害を専門にするようになったため、そのほうはけっして専門領域でもないのに、けいれん療法の章の分担執筆を担当したことも、複雑な思いの一端である。

筆者の結論として、けいれん療法はやはり良くないように思う。なるほど、一部には、患者さんのほうが希望し行われることもあるし、下手なくすりの調合よりも速い効果が期待できる場合もある。慣れれば危険はほとんどない。しっかりした準備と、事前の身体チェックが十分徹底していなければならないことは申すまでもないが、けいれんの初期の強直期に術者があわてないことが重要。ゆっくり数を数えられるような余裕があれば大丈夫である。途中でがっくり中断されるようなことになった時の患者のいやな思いは想像に難くない。とても表現しにくい感情に包まれるようである。重ねて思うに、脳機能生理学的にみても、数度以内にとどめるべきであろう。これはてんかん学で言えば、キントリングを人体に行うようなものであり、かくして、あの当時、けいれんをあとに獲得した人たちのあったことも、自戒をもって付記しておきたいところである。

こうしたいわば一連の身体療法には、当初から、貧しいわが身の経験に照らしても、懐疑と逡巡の日々であった。当然のことながら、一九五五年以来のクロールプロマジンを始め、一九五九年のハロペリドールなどを、医師らしい行為という思いをこめて、治療全般の基本にすえて今日に至っているわけである。

私自身、精神病理学から出発し、なんらかの精神療法を編み出し、精神療法家をこころざすことに一顧をも向けなかったわけではない。しかし、権威のある方々には申し上げにくいところであるが、医師という実際路線のなかにあって、保険診療を基本にして多くの患者に対する時、個別的な、非日常的というか、独善的とも感じていた精神療法なるものに追従するわけにはいかなかった。精神療法家であるとする医師の人格は、医学教育を基盤にした、医療という総合的な患者へのアプローチのなかに潜在するものであり、セレモニーを装い、それらしく分析、接近して自己満足というようなものではないと思って来た。ひとりの患者に接するとき、医師の人格を越えて、共通に使用できるような術策はなかろう。あるとすれば、害をかえって与えないような注意事項程度かもしれない。すばらしい分析がすばらしい恢復をもたらすわけではない。患者に対面する医師の人格で、いろいろのいわばアーチファクトが入り込むのは神経症領域であろうか。

医師、もちろん患者自身の有り様との交互作用は予期せぬ進路に、しばしばその航路を見失う。どうもより確かに内心感じているのは、抗不安薬の薬効のほうかもしれない。精神科医としての道程は長い。

おわりに

この本は「こころの臨床　アラカルト」に、平成八年から今年一三年六月までに掲載された、レトロスペクトと題した、精神医学に関する断章を中心に、若干の書き下ろし、他誌にすでに掲載されていた類似の視点で書いたものを合わせたものである。レトロスペクトを書き進むうち、あちこちの友人や同業の畏友諸氏から、面白いので本にしたらと、うれしい激励をいただいた。

ここに、なんとかまとめることが出来たことを幸せに思っている。精神科の教授を平成三年に在職八年で引いてから、大学の付属病院長という重責を六年勤め、精神医学になお後ろ髪をひかれる思いで過ごすうち、かえって、精神科の台所がよく見えてくるような気がしていた。したがって、ここに書き出したものは、多分にこの世界の裏話であるようなところがある。また、自分が十分に為し得ず、消化不良で、なんらかの始末をしておきたかったこと、いいかげんに放置され不問のままにファイルされていることなどを取り出して、あれこれいじっているような本でもある。また、いっぽう、結構攻撃的でなお若輩のそしりを免れないような勇みを書きなぐったようなところもある。

これらを踏まえて、これを『精神医学のエッセンス』などとさせていただいたが、なにか、すこしおこがましいと自戒の念を禁じがたい。まあ、精神医学のちょっとしたさわりにふれているようにも思うのでご寛容に願いたい。また、この本の主旨から、文献の類は省略させていただいた。

本書の出版にさいしては、そんなにすんなりとは進まなかった。そう筆の遅いほうではないと思っているが、いざという時に、腰の重いところがある。そんな時、星和書店編集部、安達麻子さんの、いってみれば、精神科面接の基本であるところの、真剣、共感、支持の三本柱をもった励ましが、上梓という結実となった。深く感謝申し上げる。また、この本のほとんどは、「こころの臨床アラカルト」に六年間掲載されたレトロスペクトであり、いつもやさしい原稿催促をいただき、その度にさらなる鞭を入れ続けることが出来た、同編集部の近藤達哉さんに、謝意を表明したい。最後に、大学人という勝手きままな無責任者を今日まで四〇年生きのばし、巧みに操縦してきた、わが伴侶にもありがとうを申したい。

平成一三年（二〇〇一年）六月七日　七〇歳の誕生日に、

著者

初出一覧（本書収録に際し改題されたものは、初出時の標題を〈　〉に示す）

笑いの中枢を求めて　「こころの臨床アラカルト」第一五巻二号　一九九六年六月

棘波をもった健康人　同　第一五巻四号　一九九六年一二月

ヒトα波のセルフコントロール　同　第一五巻一号　一九九六年三月

意識について意識した頃　同　第一六巻四号　一九九七年一二月

概念の変遷と視点　「精神医学」第二六巻九号　一九八四年九月

似て非なるもの　「こころの臨床アラカルト」第一六巻二号　一九九七年六月

定型vs非定型　同　第一六巻三号　一九九七年九月

分裂病様のこと　同　第一九巻四号　二〇〇〇年一二月

砂上の構築　同　第二〇巻一号　二〇〇一年三月

治療者迷妄　同　第一九巻二号　二〇〇〇年六月

仮説再考——F・ヘンリーのこと　同　第一八巻三号　一九九九年九月

憑依の変遷　書き下ろし

予後に立ち向かった人たち　「こころの臨床アラカルト」第一八巻一号　一九九九年三月

出口なき自由　同　第一九巻一号　二〇〇〇年三月

本邦初例　同　第一六巻一号　一九九七年三月

蘭学もうで　同　第一七巻二号　一九九八年六月

プラグマチズムを治療にみる　同　第一七巻三号　一九九八年九月
プリミドン宿酔　同　第一七巻一号　一九九八年三月
投薬服薬最前線　同　第一七巻四号　一九九八年一二月
いまさら大丈夫といわれても　同　第一五巻三号　一九九六年九月
「癲癇」の誤謬と告知　「日本医事新報」第三一五二号　一九八四年九月より抜粋
若きてんかん学者への手紙――精神科医であるあなたの対処のために
「I.E.ニュース」第一号　一九八八年
迷える羊――てんかん治療の行方に思うこと　「財団法人てんかん治療研究財団年報」一九九九年
ヘルマン・ヘッセと欠神発作　「こころの臨床アラカルト」第一八巻四号　一九九九年一二月
「間脳症」の頃　同　第二〇巻二号　二〇〇一年六月
文献の師　「日本医事新報ジュニア版」第三二八号　一九九四年一二月
頭部外傷後抑うつ　「こころの臨床アラカルト」第一九巻三号　二〇〇〇年九月
痴呆と遺言　同　第一八巻二号　一九九九年六月
学生講義と「精神科」偏見〈わが精神医学講義パラダイム〉　「心と社会」第六九号　一九九二年
精神科の病気は治らない〈わが精神医学講義パラダイム〉　同　第六九号　一九九二年
キャンパス乱気流　「観覧車」第六号　一九九六年
最後の追従者　書き下ろし

以上すべてに、加筆・修正した

著者略歴

細川　清（ほそかわ　きよし）

1931年	広島県に生まれる
1955年	東京大学文学部独文学科　卒業
1961年	岡山大学医学部　卒業
1968-70年	アメリカ合衆国ウィスコンシン州立大学医学部神経科に留学、２年６カ月
1979年	岡山大学助教授　医学部（神経精神医学）
1983年	香川医科大学教授　医学部（精神神経医学）
1991年	香川医科大学副学長、付属病院長
1997年	退官
1997年-	香川医科大学名誉教授 万成病院名誉院長

＊1973年　日本脳波筋電図学会評議員
＊1978年　日本心身医学会評議員
＊1979年　日本てんかん学会評議員
＊1979年　日本精神神経学会評議員
＊1993年　日本てんかん学会理事

精神医学のエッセンス

2001年８月１日　初版第１刷発行

著　者　細　川　　清
発行者　石　澤　雄　司
発行所　㈱星　和　書　店

東京都杉並区上高井戸1-2-5　〒168-0074
電話　03(3329)0031(営業部)／03(3329)0033(編集部)
FAX　03(5374)7186

　ISBN4-7911-0451-X